Remedios naturales en la

enfermedad de Parkinson

Rafael González Maldonado

Remedios naturales en la enfermedad de Parkinson

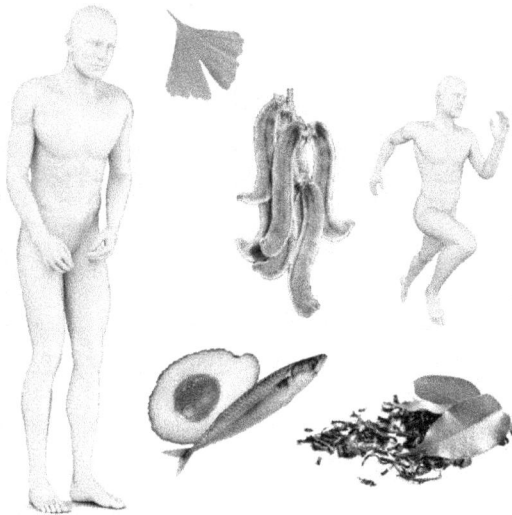

Rafael González Maldonado

Título: Remedios naturales en la enfermedad de Parkinson

Autor: Rafael González Maldonado

Edita: Createspace (Amazon), North Charleston

1ª EDICIÓN, julio 2016.

Federación Gremios Editores de España, nº registro 2016054340

ISBN 13: 978-84-617-4154-0

ISBN 10: 8461741544

ADVERTENCIA: *Los conceptos y datos de este libro no son recomendaciones facultativas sino sugerencias o conjeturas sujetas a error u opinables, y siempre deben contrastarse con el consejo del médico. No se deben seguir por un paciente o conocido sin el criterio del médico responsable.*

A Rosa

Se desbordó un día la vida
y les pusimos a las cosas nuevos nombres

(José Hierro: "Tierra sin nosotros", 1942)

SUMARIO

Introducción

La levodopa natural de la mucuna tiene ventajas sobre el Sinemet. El ginkgo despabila a los parkinsonianos que se duermen de día por las pastillas. La pasiflora les tranquiliza sin los problemas de las benzodiacepinas. La bacopa mejora la memoria. El ginseng evita los bajones de tensión. El té aumenta el efecto de los medicamentos. La plantago hace que se mueva el intestino. Hay dietas, masajes y música que ayudan mucho. El ejercicio al aire libre es la mejor prevención...

La mitad de las personas con enfermedad de Parkinson usa remedios naturales[153]. Se venden en herbolarios o por Internet y muchos se dispensan en concentraciones tan bajas que sólo sirven de placebo. Otros son eficaces y hasta pueden ser peligrosos en pacientes sensibles o combinados con fármacos.

Los médicos conocen esta realidad y reaccionan de forma diferente. Unos facultativos prefieren ignorar el problema: ni preguntan al paciente ni éste menciona lo que toma. Otros hablan con desprecio de todas las terapias complementarias sin haberse documentado (*"desprecian cuanto ignoran"*, que diría Machado), y el paciente continúa automedicándose a escondidas. La tercera posibilidad es hablar francamente con el paciente, dejar que nos cuente lo que él piensa sobre las terapias naturales que haya escogido, comprender que buscan desesperadamente algún tipo de alivio, y orientarles sobre lo que está contraindicado, lo que no sirve para nada (en nuestra opinión) y lo que podría aportar algún beneficio.

El médico debe conocer los remedios naturales y transmitir que no sustituyen a la medicación, que no son alternativas de tratamiento sino terapias complementarias. Y el paciente le hará caso si vislumbra que le aconseja desde el conocimiento. Los parkinsonianos son especialmente sagaces para descubrir si el médico está informado o no, si sabe de lo que habla cuando recomienda o prohíbe un remedio.

Las terapias complementarias que se proponen para la enfermedad de Parkinson se basan en sus propiedades antioxidantes o neuroprotectoras, o bien en su capacidad para aumentar la dopamina u otros neurotransmisores. Pero hay que añadir muchos otros remedios que alivian síntomas molestos de los parkinsonianos.

Lo que necesitamos es aliviar sus síntomas. Habrá menos temblor si mejora la ansiedad con algún sedante natural. Hay plantas que combaten el frecuente estreñimiento de un modo fisiológico, aumentan los movimientos intestinales y eso redunda en una mejor absorción de los fármacos. Las tisanas que facilitan el sueño son preferibles a las benzodiacepinas. Hay infusiones naturales que compensan los descensos de tensión arterial propios de la enfermedad y de los fármacos. Otras son alertizantes y pueden aumentar la atención y evitar la somnolencia diurna.

Los pacientes que usan terapias complementarias se vuelven mas cuidadosos en seguir los tratamientos en general, incluyendo los fármacos convencionales, la rehabilitación de todo tipo y además toman conciencia de lo importante que es enfrentarse a la enfermedad.

Los estudios clínicos con terapias complementarias son escasos por la variabilidad de productos, de concentraciones y de dosis. Sí hay muchos más estudios en animales de laboratorio sobre todo en modelos experimentales con tóxicos que imitan las lesiones y síntomas parkinsonianos.

Hay remedios naturales que pueden tener beneficios moderados en pacientes pero que además abren nuevos caminos terapéuticos: por ejemplo, la cúrcuma, la baroca o el cannabis pueden ser más o menos efectivos, pero al estudiar su modo de acción en el párkinson, pueden investigarse moléculas relacionadas que den origen a nuevos fármacos para el tratamiento de la enfermedad de Parkinson.

Finalmente quiero recordar que un producto natural no significa que sea seguro o eficaz. Si es eficaz (o sea, que tiene efectos) puede tener efectos secundarios (no deseados) además de los primarios.

La otra posibilidad es que lo que compramos sea ineficaz, que funcione como placebo o simplemente que sea una estafa.

No se debe comprar ningún remedio natural si no consta claramente el contenido, los ingredientes y la concentración, las dosis recomendadas y las posibles incompatibilidades o contraindicaciones. Las terapias complementarias son un gran negocio en Internet donde se camuflan muchos productos sin los controles suficientes, que no aclaran su composición o que simplemente no contienen lo que anuncian.

El paciente debe consultar siempre con su médico. Y el médico debe estar informado para responderle.

Rafael González Maldonado.
Granada, julio de 2016.

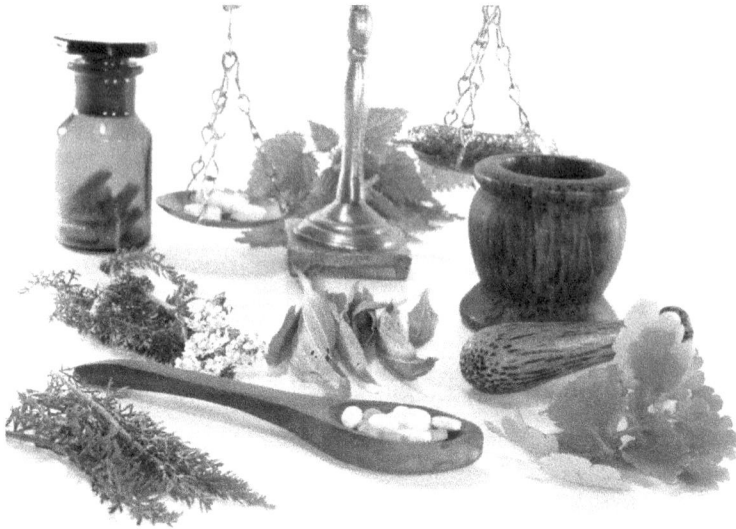

Medicina Alternativa o Complementaria

A diferencia de la "alternativa", la medicina complementaria no intenta sustituir los fármacos ni la medicina convencional sino complementarla con remedios naturales.

I. Conceptos básicos

Desde la antigüedad se vienen utilizando sustancias o remedios naturales que en un principio eran utilizados por los médicos convencionales de la época. Más adelante, con el desarrollo de la medicina científica, se postergaron estos productos naturales en favor de los fármacos aunque muchos de ellos tenían su origen en los principios obtenidos de plantas o substancias naturales.

A partir de la década de los 70 algunos promovieron una corriente de rechazo a los tratamientos convencionales y de vuelta a los principios naturales, y se desarrolló el concepto de medicina alternativa como una opción independiente de la medicina tradicional, que afortunadamente se ha ido decantando por una medicina complementaria e integrativa.

MEDICINA ALTERNATIVA

Medicina alternativa es toda práctica que afirma tener los efectos sanadores de la medicina pero que no está apoyada por evidencia obtenida mediante el método científico, por lo que su efectividad no ha sido probada más allá del efecto placebo[160]. Consiste en un amplio rango de prácticas, productos y «terapias» que incluyen prácticas pseudomédicas nuevas o tradicionales

MEDICINA COMPLEMENTARIA E INTEGRATIVA

La medicina complementaria es la medicina alternativa que se emplea junto a la medicina basada en la evidencia bajo la creencia, no siempre probada por métodos científicos, de que complementa el tratamiento. La medicina integrativa es la combinación de prácticas y métodos de la medicina alternativa y complementaria con la medicina científica. [400, 630.]

NATUROPATÍA

La naturopatía es más bien una filosofía de vida y aprovecha otras técnicas o modalidades de sanación siempre que se basen en elementos naturales. La salud está en la Naturaleza, la vida sana consiste en tomar comidas naturales, beber agua limpia, evitar excesos, hacer ejercicio y saber relajarse.

Eso lo saben todos los médicos, desde Hipócrates a los más fanáticos defensores de los medicamentos convencionales. La única diferencia es que los naturópatas dan mucha más importancia a estos remedios naturales y prefieren olvidar los fármacos. La Naturopatía es pues tan vieja como la Medicina, pero empezó a desarrollarse de modo independiente en el siglo XIX, cuando el auge de la cirugía y las nuevas drogas hizo que muchos se olvidaran de las ventajas de los remedios naturales.

NATUROPATÍA EN EL PÁRKINSON

Hemos dicho que la Naturopatía, más que una serie de principios inflexibles, es una filosofía de vida. Una perspectiva naturópata de la enfermedad de Parkinson indicaría que los pacientes asimilaran estos principios generales y los fueran integrando progresivamente en su estilo de vida personal. De ese modo se preferirían los diversos remedios naturales que describimos en este libro, limitando en lo posible los fármacos.

Algunos preconizan que las enfermedades se corresponden con modelos básicos de funcionamiento psíquico[209]. La enfermedad de Parkinson se relaciona con un fuerte deseo de dominar y controlar todo y a todos, en lugar de vivir con pleno amor, tolerancia y comprensión. Habría un pensamiento rígido y limitado, no creativo, con modelos de razonar paralizantes y estancados, remisos al cambio. Aplicando una visión positiva, la propia enfermedad puede representar un motor de crecimiento para una vida llena de sentido. La actitud mental y la integración emocional y psíquica con el resto del cuerpo serían fundamentales.

REMEDIOS Y PRODUCTOS NATURALES

La mayoría de las terapias complementarias se basan en productos o remedios naturales en los que se incluyen hierbas (fitoterapia), nutrientes (vitaminas y nutrientes) y dietas especiales. También se consideran otras terapias no convencionales como masaje, aromaterapia, música y técnicas de autocontrol.

Ésa es la orientación de nuestro libro: las posibilidades que esas terapias complementarias, nunca alternativas, basadas en remedios naturales, no farmacológicos, pueden aportar al tratamiento de la enfermedad de Parkinson.

Y lo hacemos con dos consideraciones imprescindibles: el uso de remedios naturales debe integrarse o complementar el tratamiento farmacológico y ser siempre supervisado por el médico habitual del paciente que valorará su pertinencia y la ausencia de contraindicaciones o interacciones.

EVIDENCIAS CIENTÍFICAS

Muchos de los remedios naturales se están sometiendo, y cada vez más, a investigaciones clínicas científicamente comprobadas.

Las dificultades son múltiples: la falta de confianza de parte de la comunidad médica y la diversidad de presentaciones y concentraciones de los productos naturales investigados. Aún así se van acumulando investigaciones bien protocolizadas, con estudios controlados, aleatorios, doble ciego que avalan muchos de los remedios aquí detallados.

Si las publicaciones en humanos son relativamente escasas donde sí hay gran experiencia es en estudios en animales de laboratorio (principalmente ratas, ratones, nemátodos y moscas) y en cultivos celulares.

Para estudiar en concreto el párkinson se prueban esos remedios naturales en animales a los que se ha sometido a procesos que reproducen los mecanismos de la enfermedad, los denominados "modelos animales de enfermedad de Parkinson". También se desarrollan sistemas protocolizados para objetivar cómo les afectan.

MODELOS ANIMALES PARA INVESTIGACIÓN

Para investigar los efectos de medicamentos o de remedios naturales se realizan ensayos clínicos en humanos, estudios en animales (*in vivo*) y en cultivos de células (*in vitro*).

En los animales se usan diversos "modelos" que imitan la patología que se quiere investigar. Para estudiar la enfermedad de Parkinson en la que típicamente se afectan neuronas dopaminérgicas de la *substantia nigra* y del estriado se usan ratones (o monos) a los que se "parkinsoniza" provocándole lesiones en esos núcleos cerebrales. Para ello se les administran tóxicos como MPTP (metil-fenil-tetrahidro-piridina), 6-OHDA (6-hidroxi-dopamina), rotenona o Para-quat.[54, 318]

Hay otros modelos animales en los que se induce parkinsonismo modificándolos genéticamente. El más conocido es la mosca del vinagre (*Drosophila melanogaster*) que tiene unos cromosomas grandes fácilmente mani-pulables, una vida corta (un mes) y mucha descendencia. Se alteran algunos genes de la mosca para que provoquen depósitos de alfa-sinucleína en las neuronas[153] imitando así lo que ocurre en la enfermedad de Parkinson. Otras manipulaciones genéticas usan ratones.

En los últimos años en los laboratorios se usa un nematodo (gusano sin anillos) llamado *Caenorhabditis elegans* para estudiar la genética del desarrollo y el sistema nervioso. Su cuerpo es cilíndrico, semitransparente y forma órganos y sistemas simples. Se conoce bien su genoma y tiene dos formas de reproducción: hermafrodita y por macho con cola copuladora lo que favorece una mayor variabilidad genética.

Sea cual sea el animal o el método empleado, al provocarles parkinsonismo pierden movilidad, capacidades cognitivas y se altera su comportamiento. Entonces se aprecia cómo los medicamentos o remedios previenen o mejoran estas situaciones.

Valorar la movilidad es relativamente fácil. La disminución de memoria u otros funciones cognitivas se comprueba con test de laberinto u otros que incluyen procesos de aprendizaje. Más difícil es saber si un ratón está "deprimido": se deduce el estado de ánimo según responda en pruebas de estrés o a través de su actividad basal o de relación. Todos estos métodos están sistematizados y homologados experimentalmente.

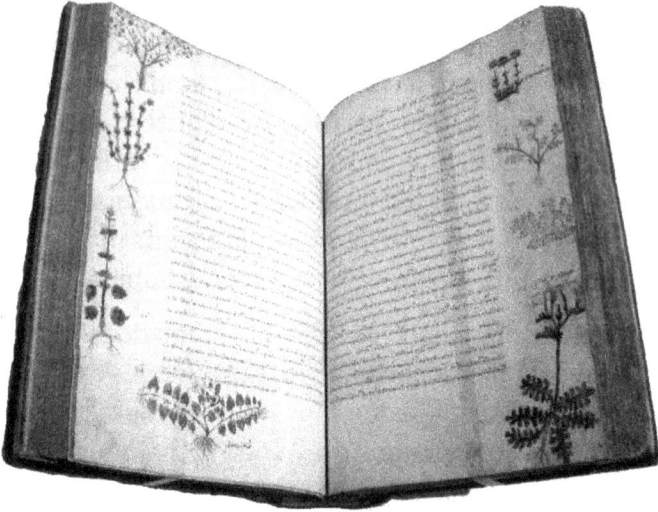

Dioscórides: *De Materia Medica.*

Incluye 600 plantas medicinales.

Códice manuscrito siglo XV, Bizancio

II.   Fitoterapia (hierbas y plantas)

La levodopa estuvo escondida en las legumbres hasta 1913 en que la descubrió Guggenheim[190], y ahora viene en comprimidos azules que se llaman Sinemet. El científico se había mareado y vomitó después de comer las habas que él mismo cultivaba, y quiso analizar lo que contenían esas plantas. Un logro más de la fitoterapia: en griego, *fyto* es planta y *therapeia* significa tratamiento.

La fitoterapia aprovecha las propiedades curativas de las plantas. Algunos llaman curanderos a los que las prescriben pero si un laboratorio extrae su principio activo, lo patenta y lo vende en farmacias hablan de avance científico.

Las hierbas son más que su principio activo principal. Contienen numerosas sustancias que actúan sinérgicamente. El fitoteraputa afina según el tipo de paciente, su estilo de vida y sus otros síntomas. Hemos pasado de una época de enfrentamiento de la medicina científica con la tradicional a otra de colaboración. Ahora los laboratorios farmacéuticos investigan nuevos preparados que obtienen de plantas usadas en medicina tradicional.[612]

PRECAUCIONES CON LAS HIERBAS

La Agencia española del medicamento[631] ha alertado contra el hipérico o hierba de San Juan y otros productos de herbolario que se venden libremente. Las hierbas no son inocuas. Contienen sustancias químicas que pueden tener efectos secundarios, provocar interacciones con otros fármacos o situaciones clínicas que el médico debe conocer.[227]

Una de las más frecuentes acciones de las plantas medicinales es que pueden interferir con la coagulación (a veces de modo beneficioso), por sí solas o al combinarlas con fármacos. Eso hacen, en mayor o menor grado, el ajo, jengibre, hipérico, té verde, cúrcuma, entre otras[357] y el médico debe tenerlo en cuenta.

HIERBAS EN EL PARKINSON

Los antiguos empleaban las semillas de estramonio (*Datura stramonium*) contra el temblor por su efecto anticolinérgico (como el Akinetón o el Artane). Las habas (*Vicia Fava*) y otras legumbres exóticas como la mucuna (*Mucuna pruriens*) contienen levodopa y hace siglos que se emplean contra la enfermedad de Parkinson.[389] El cornezuelo (*Claviceps purpurea*) es un hongo de los cereales del que se obtienen agonistas dopaminérgicos como la bromocriptina (Parlodel) y pergolide (Pharken). Otro antiparkinsoniano, la selegilina (Plurimen) es un inhibidor de la monoaminoxidasa, similar a los que hay en las hojas del tabaco y de la banisterina (*Banisteria caapi*).[633]

Habas

Todos los neurólogos saben que las habas comunes (*Vicia fava*) contienen levodopa. En sus plántulas, vainas y semillas se encuentra este aminoácido natural que pasa al cerebro y se transforma en dopamina.[213]

Las habas comunes mejoran a los parkinsonianos: entre los que sufren fluctuaciones se prolonga el periodo *on* cuando las toman[24] y esta mejoría se corresponde con una elevación de los niveles de levodopa en sangre[441], lo que deben tener en cuenta los pacientes. Comer habas con frecuencia puede ser un tratamiento útil para los parkinsonianos con síntomas leves[440] siempre que no padezcan favismo.

La concentración de levodopa en las habas comunes es baja, y un parkinsoniano necesitaría tal cantidad diaria que lo hace inviable además de la flatulencia que provoca. Sin embargo, los brotes de las habas, cuando se hacen germinar en la oscuridad, tienen una concentración de levodopa mucho mayor, además de carbidopa natural según un reciente estudio[363]. Al consumir estos brotes de habas los parkinsonianos tienen una clara mejoría motora, mayor de la esperada (puede que, como la mucuna, también tenga sustancias potenciadores), pero si se consumen muchas aparecen discinesias. Hay que ajustar la medicación de acuerdo con el neurólogo.

La segunda posibilidad es añadirle carbidopa (en Estados Unidos se vende como Lodosyn) como se hizo en un estudio anterior[261]: en 6 pacientes tratados con levodopa/carbidopa convencional (Sinemet) se comparó respuesta clínica y niveles plasmáticos de levodopa tras darles 100-200 gramos de brotes de habas cocinados junto con 25-50 mg de carbidopa. A los 39 minutos (de media) tuvieron una mejoría clínica similar a los tratados con Sinemet que además se prolongó mucho más: 285 minutos con las habas comparado con 75 minutos de la medicación convencional. Sugieren que las habas serían una fuente de proteínas que pueden sustituir a otras evitando las oscilaciones clínicas en los parkinsonianos tratados.

Y la tercera opción: un haba tropical que contiene altas concentraciones de levodopa natural, la *Mucuna pruriens* que veremos a continuación.

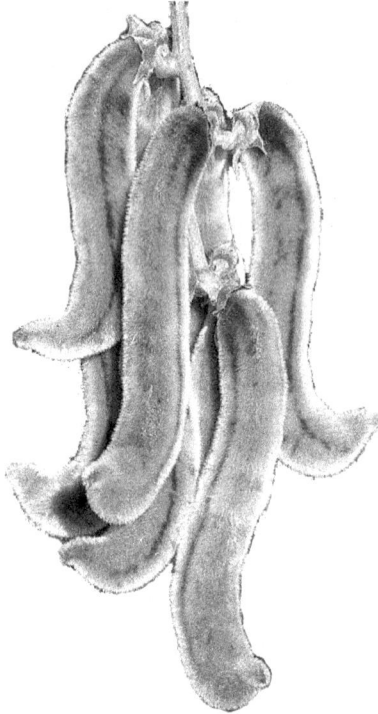

La **Mucuna pruriens** es una haba tropical con grandes cantidades de levodopa natural. Neurólogos famosos han patentado métodos para extraerla porque tiene ventajas sobre la levodopa sintética de Sinemet o Madopar.

Esta levodopa natural es de efecto más rápido, más duradero y menos tóxica. Con ella se consigue retrasar el uso de los fármacos y la terapia combinada. Siempre bajo control médico.

Mucuna

Probé polvo de semillas de mucuna en la Amazonia brasileña. Una paciente parkinsoniana que tomaba mucuna costeó mi viaje para que la atendiese en Manaus. Le ajusté dosis, la asoció con té verde, que potencia su efecto, y mejoró espectacularmente. Yo tomé lo mismo y me sentí hiperactivo y eufórico. La mucuna funciona; lo vi y lo experimenté.

La *Mucuna pruriens* es una variedad de haba que crece en los trópicos y por su alto contenido en levodopa es el remedio natural más importante en la enfermedad de Parkinson. La mucuna merece apartado aparte y la describo en una monografía[176] aunque aquí repasamos lo más importante.

En la India había parkinsonianos cuatro mil años antes de que naciera James Parkinson. Se les diagnosticaba de *Kampavata*, una enfermedad caracterizada por temblor (*Kampa* en sánscrito) que el Ayurveda clasifica entre los trastornos neurológicos (*Vata rogas*).[331, 333]

No había Sinemet pero se les trataba con levodopa que obtenían machacando las semillas de mucuna, una legumbre trepadora de las selvas tropicales de Asia y América. Sus vainas rojizas y peludas provocan dolor y picor (pruriens en latín es prurito) al que se atreve a tocarlas. La mucuna contiene mucha levodopa natural y, probablemente, otros componentes activos que pueden mejorar la enfermedad de Parkinson.[190, 330, 568]

FUNDAMENTOS

Las revistas científicas comenzaron a publicar casos de mejoría de parkinsonianos que tomaban habas o mucuna. Y el Grupo de Estudio de Enfermedad de Parkinson emprendió un estudio clínico[419] multicéntrico (colaboraban varios hospitales) en 60 pacientes de los cuales 26 venían tomando Sinemet antes del ensayo y los otros 34 eran "farmacológicamente vírgenes" (nunca habían tomado levodopa).

A todos se les trató durante 12 semanas con polvo de semillas de mucuna: un promedio de 6 saquitos, conteniendo cada uno 7.5 gramos, equivalente a 250 mg de levodopa. Es decir, cada saquito lleva la misma levodopa que un Sinemet "azul" (25/250) pero sin la carbidopa.

Neurólogos de cuatro centros exploraron a los pacientes con las escalas adecuadas (UPDRS) y objetivaron una gran mejoría, refrendada estadísticamente.[419] Las recetas del Ayurveda habían demostrado sobradamente su eficacia clínica.

ZANDOPA: EL PRIMER FÁRMACO CON MUCUNA

Esta planta funcionaba. Las investigaciones lo demostraron y el polvo de semillas de mucuna (HP-200) se comercializó como un medicamento más, bajo la marca Zandopa[332]. Se distribuyó primero en la India y, desde 2008, en el Reino Unido. Ahora se puede comprar libremente por Internet, sin receta. Pero con cuidado porque la dosis de levodopa es relativamente alta (250 mg netos por saquito) si se combina con carbidopa u otros antiparkinsonianos (véase más adelante la descripción del preparado Zandopa).

LOS RATONES MEJORAN EL DOBLE O EL TRIPLE

En roedores (previamente "parkinsonizados" con tóxicos) la levodopa de mucuna no tiene efectos adversos y produce el doble o triple de beneficio que la sintética.[222, 330] Esto puede sugerir que la mucuna contenga otros componentes que mejoran la acción de la L-DOPA, como la carbidopa, tolcapone o entacapone. Y otra posibilidad: que la propia mucuna, de modo independiente, alivie los síntomas parkinsonianos.

Se mantuvo a los animales durante un año con extracto de mucuna y, tras sacrificarlos, se midieron neurotransmisores en diversas zonas del cerebro. Curiosamente los cambios no se apreciaron en la vía nigroestriada sino en la corteza cerebral donde la dopamina subió significativamente.[332]

NEURÓLOGOS PATENTAN MUCUNA

Desde 1990 algunos neurólogos comenzaron a hacer estudios clínicos serios que confirmaron los beneficios de esas hierbas hindúes.

Experimentos con ratas también probaron que la levodopa natural mejoraba los síntomas y producía menos daño neural que la sintética.

Se concluyó que los extractos de *Mucuna pruriens* contienen altas concentraciones de levodopa natural y que resulta más eficaz, mejor tolerada y con menos efectos secundarios que la sintética.

No podían "inventar" el tratamiento con la mucuna que existe hace miles de años, pero sí patentaron algunos modos de extraer su levodopa natural y otras sustancias que le hacen un tratamiento mejor que la sintética que se toma con Sinemet o Madopar.

MUCUNA PARA CASI TODO

La mucuna parece que podría servir para casi todas las enfermedades que estudia un neurólogo. Estos afamados especialistas opinan que los extractos de mucuna podrían ser de utilidad para tratar múltiples procesos neuro-degenerativos.

De modo expreso se registra la posibilidad de emplear los extractos de mucuna en Parkinson, Corea, Alzheimer, o demencia vascular[115] y en muchas patologías metabólicas y disnutricionales, sistémicas, endocrinas y autoinmunes (déficit vitamínicos, lupus, desmielinizantes...) y otras lesiones de origen traumático, isquémico o neurotóxico.[299]

VENTAJAS SOBRE LEVODOPA CONVENCIONAL

Los fundamentos de la patente, avalados por trabajos que aportan, describen que, en relación a los medicamentos habituales con levodopa-carbidopa (Sinemet) o levodopa-benserazida (Madopar), los extractos de mucuna tienen muy importantes ventajas.

VENTANA TERAPÉUTICA MÁS AMPLIA

Ventana o margen terapéuticos se llama al rango en que se puede utilizar un fármaco para ser eficaz sin que llegue a provocar efectos tóxicos, y esa "ventana" es mayor en la mucuna. Eso significa que hay mucha diferencia entre la dosis eficaz de mucuna y la que pueda provocar daño al organismo.

EFECTO MÁS RÁPIDO Y DURA MÁS

Les dieron una pastilla de Sinemet y los pacientes notaron el efecto *on* a los 54 minutos mientras que cuando tomaron mucuna ya estaban activos a los 23 ó 27 minutos (según la dosis).[259]

Y además de más rápida la mucuna (a la dosis de 30 gramos) demostró que era eficaz durante más tiempo: se mantuvieron 204 minutos con el extracto de semillas, superando a la pastilla en más de media hora.[259]

MENOS TÓXICA QUE LA LEVODOPA SINTÉTICA

Ni aguda ni crónica. Incluso con las dosis altas de mucuna los efectos indeseables fueron escasos (náuseas, malestar abdominal) y menos con el equivalente de fármacos convencionales.[115]

Y otros estudios a largo plazo con mucuna han demostrado (en monos y en ratas) que las temidas discinesias y otros síntomas del tratamiento crónico con levodopa son menores, e incluso en algunos casos tienden a mejorar.[306, 307]

CONSIGUE RETRASAR LA TERAPIA COMBINADA

Este enunciado aparece en el preámbulo que justifica la patente. Los dos famosos neurólogos y el catedrático de Fitoterapia creen que con la mucuna sola puede bastar un periodo de tiempo y así puede retrasarse el uso de terapia combinada (levodopa más agonistas).

LEVODOPA SINTÉTICA Y LEVODOPA NATURAL

La levodopa sintética (en Sinemet o Madopar) no vende sola sino combinada con sustancias que la hacen más eficaz:

inhibidores de la dopa-decarboxilasa (carbidopa o benserazida).

La levodopa natural de la mucuna no tiene (que sepamos) carbidopa ni benseracida por lo que hay que dar más cantidad (cuatro o cinco veces más) para conseguir el mismo efecto que la que se vende en farmacias.

Un comprimido de Sinemet (250 mg de levodopa y 25 mg de carbidopa) o un comprimido de Madopar (200 mg de levodopa y 50 mg de benserazida) hacen el mismo efecto que 1000 mg de levodopa natural de mucuna.

ES MUY CARO CAMBIAR A MUCUNA

Los preparados de mucuna que se venden por Internet llevan poca cantidad de levodopa, y como no se les añade "potenciadores" tipo carbidopa o benserazida apenas tienen efecto en los síntomas.

Como he dicho antes, para conseguir el efecto clínico de un comprimido de Madopar o de Sinemet hay que dar 1000 mg de levodopa de mucuna. Eso sería igual que 4 dosis de Zandopa (30 gramos de polvo de semillas) o casi 17 cápsulas de los preparados que aportan 60 mg por dosis.

Un paciente que venga tomando cuatro comprimidos diarios de Sinemet o Madopar y quiere cambiar a mucuna sola necesitaría 4000 mg de levodopa natural, es decir, 120 mg de polvo de semillas (un bote de Zandopa trae 175 mg) o 66 cápsulas de Bonusán o 40 de Solbia. Eso lo costean pocos bolsillos. El problema se complica porque en muchos productos que se venden en Internet su contenido en levodopa es menor del que declaran.[534]

AÑADIR CARBIDOPA A LA MUCUNA

La carbidopa mejora la levodopa sintética en el Sinemet evitando efectos secundarios periféricos (náuseas, taquicardia) y mejorando su eficacia.

Pues bien, la carbidopa mejora todavía más a la mucuna: aminora los ya leves efectos secundarios y la hace el doble o triple de potente. Este efecto hay que tenerlo en cuenta cuando un parkinsoniano combina mucuna y Sinemet (o Madopar o Stalevo): la carbidopa de estos fármacos actuará también sobre la levodopa natural de la mucuna, lo que la hará más efectiva (y habrá que disminuir la dosis teórica).

¿Y si no toma Sinemet ni los otros fármacos? Entonces la levodopa de la mucuna puede ser insuficiente. Son los pacientes que se quejan de que "no le hace nada" y la causa es que la descarboxilasa la elimina rápidamente de la sangre, sin tiempo para que una cantidad suficiente llegue al cerebro.

La solución: añadir a la mucuna la carbidopa que en algunos países se vende por separado (se llama Lodosyn). ¿Y si no se dispone de Lodosyn? Pues cabe la opción de tomar medio Sinemet Plus (12.5 mg de carbidopa) y restarle lo que lleva de levodopa sintética (50 mg) a la levodopa que proporciona la mucuna, teniendo en cuenta que ahora será más potente.

PAREJA DE LEVODOPAS

Una opción económica y además clínicamente eficaz es aprovechar los potenciadores de levodopa que traen los fármacos convencionales.

Se me ocurrió combinar el polvo de semillas de mucuna con dosis muy bajas de Madopar (por ejemplo, medio comprimido por la mañana y medio por la noche). De esta forma sólo se aportan 200 mg diarios de levodopa sintética, pero tiene la ventaja de que hay 50 mg de benserazida que va a potenciar mucho la eficacia de la levodopa natural de mucuna que se tome. En algún caso hemos añadido té verde que tiene efecto parecido a benserazida o carbidopa reforzando aún más a la levodopa. En conjunto se mejora la biodisponibilidad de levodopa. En algunos pacientes el resultado es espectacular según hemos publicado.[179,180]

CUIDADO AL COMBINAR MUCUNA Y TÉ VERDE

El té verde potencia el efecto de las habas en general y de la mucuna en particular. Ese efecto también puede verse en los pacientes que toman fármacos tipo Sinemet o Madopar: hay que conocer este fenómeno y saber que puede aumentar el efecto.

Algo que actúa como la carbidopa. Los polifenoles del té verde inhiben la dopa-decarboxilasa[47], igual que la carbidopa o benserazida que llevan Sinemet o Madopar.

Algo que actúa como el entacapone. Hay otro polifenol del té verde, el EGCG (Epi-Galo-Catecin-Galato) que favorece la entrada al cerebro de la levodopa y prolonga su biodisponibilidad en sangre porque inhibe la enzima COMT.[254]

Esta acción es similar a la del entacapone, es decir, las habas mezcladas con té verde tienen efectos parecidos al Stalevo, aunque con proporciones distintas. Por eso, si toma levodopa natural (de mucuna o de otra haba), se potenciará su eficacia, y hay que tenerlo en cuenta, pues hay riesgo de sobre-dosificación. Consulte siempre a su médico.

Estos efectos "como carbidopa" y "como entacapone" del té verde son independientes de sus otras ventajas neuroprotectoras[191] que lo aconsejan en parkinsonianos.

LEVODOPA Y ALGO MÁS

La mucuna tiene tan diversas y numerosas propiedades curativas que no se explican sólo por la levodopa. En el tratamiento de la enfermedad de Parkinson los resultados en pacientes y animales de laboratorio demuestran que, aparte de la levodopa natural, la *Mucuna pruriens* tiene otros ingredientes que le dan unas peculiaridades excepcionales. Debe contener otras sustancias que mejoran la absorción de la levodopa y su eficacia metabólica.

Estas sustancias, identificadas o no, confieren poderes especiales a la mucuna, potenciando la levodopa o bien como agonistas e incluso con acciones adicionales. Hay que continuar investigándolos.

Levodopa / DDC inhibitor

10 : 1

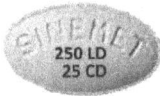

250 LD
25 CD

=

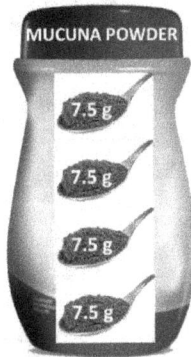

MUCUNA POWDER

7.5 g

7.5 g

7.5 g

7.5 g

=

Levodopa / DDC inhibitor

4 : 1

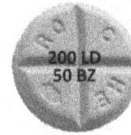

200 LD
50 BZ

250 mg LEVODOPA 25 mg CARBIDOPA	**=**	1000 mg LEVODOPA *Mucuna 30 g , 3.33 % LD*	**=**	200 mg LEVODOPA 50 mg BENSERAZIDE

AJUSTAR LA DOSIS DE MUCUNA ES ALGO COMPLEJO

Como la mucuna en polvo no lleva carbidopa (en teoría) 1000 mg de su levodopa equivalen en eficacia a un comprimido de Sinemet 250/25 o de Madopar 200/50.

Ilustración: *González-Maldonado R, González-Redondo R, Di Caudo C. The clinical effects of mucuna and green tea in combination with levodopa-benserazide in advanced Parkinson's disease: Experience from a case report. International Parkinson and Movement Disorders Society, Berlin june 2016. Mov Disord 2016; 31 Suppl 2, pp. S639.*

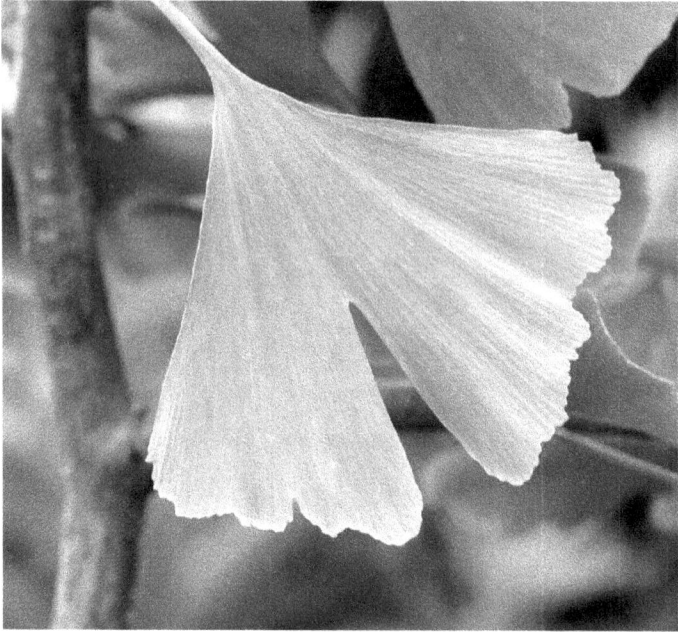

El *Ginkgo biloba* calma la ansiedad sin dar sueño, y evita que los pacientes se duerman durante el día cuando toman fármacos antiparkinsonianos.

También mejora la memoria y la atención y, en animales de experimentación, actúa como neuroprotector del sistema dopaminérgico nigroestriado.

Aumenta el flujo sanguíneo por su efecto antiagregante, lo que debe tenerse en cuenta si se combina con aspirina o clopidogrel; está contraindicado con anticoagulantes.

Ginkgo biloba

El Ginkgo alivia algunos síntomas de la enfermedad de Parkinson, es neuroprotector[57, 134, 473], mejora las funciones mentales y aumenta el flujo sanguíneo cerebral.[547]

Otra ventaja para los parkinsonianos: el *Ginkgo biloba* es alertizante, les despabila y evita la somnolencia diurna que provocan los fármacos dopaminérgicos.[134, 633]

Y además calma la ansiedad[378, 598] que tanto empeora los síntomas del párkinson. Si eliminamos la ansiedad disminuye el temblor y mejora la movilidad. Eso es lo que se pretende porque sabemos que el tratamiento es sólo sintomático y es preferible que los síntomas mejoren sin recurrir a "pastillas para el párkinson". Además, los que toman ginkgo parece que necesitan menos psicotropos.[19]

El efecto neuroprotector se demuestra en animales de experimentación. En ratones "parkinsonizados" por MPTP, el ginkgo les protege de la neurodegeneración nigroestriada. Se supone que es porque disminuye el estrés oxidativo o bien porque inhibe la MAO. [9, 467, 468, 547, 587]

Algunos médicos dicen que no recetan *Gingko biloba* porque es "como agua", un placebo, creen. Algo hará, porque el ginkgo provoca hemorragias en pacientes anticoagulados y lipotimias en los hipotensos; y hasta puede dejar en coma a los que toman antidepresivos tipo trazodona.[227]

El extracto de *Ginkgo biloba* es antiagregante (por eso facilita las hemorragias y aumenta los efectos de la aspirina,[54, 114] actúa sobre los vasos sanguíneos (por eso puede dar problemas de tensión) y tiene efectos sobre el sistema nervioso central (por eso interacciona con antidepresivos).[114]

FUNDAMENTOS

Las hojas de Ginkgo biloba contienen sustancias activas muy beneficiosas por separado y especialmente de modo sinérgico. De los extractos estandarizados destaca el EGb 761 (Tanakene), con un contenido adecuado de 24 % de flavonoides y 6 % de terpenoides. Bien utilizado, es seguro, aumenta el flujo sanguíneo cerebral, mejora la memoria, es antioxidante,[57] protege a ratas parkinsonizadas con MPTP[609] y beneficia a personas con enfermedades neurodegenerativas, como el Alzheimer y el Parkinson.[57, 134, 473, 632, 633]

ALIVIA LA ANSIEDAD

El ginkgo mejora la ansiedad en personas mayores o con deficit cognitivo.[378, 598] Modula los sistemas GABA y, como las benzodiacepinas, reduce la ansiedad, aunque se desconoce el mecanismo exacto.

AUMENTA MEMORIA Y ATENCIÓN

El ginkgo puede mejorar algo la memoria y la velocidad de los procesos cognitivos, incluyendo la velocidad de procesamiento mental y atención. Su utilidad como nootropo se objetiva con electroencefalografía.[164]

En la Universidad de Burdeos (Francia) seleccionaron a 3612 personas mayores de 65 años, a 589 le dieron ginkgo, a 149 piracetam y a los 2874 restantes nada. Los controlaron durante 20 años y encontraron que los que que tomaron ginkgo mantenían más memoria que los otros, pero es que además, los que tomaban piracetam estaban peor que los que no tomaban nada.[19]

MEJORÍA COGNITIVA Y DE RELACIONES SOCIALES

En jóvenes sanos, una sola dosis de ginkgo (300-400 mg) mejora la cognición y el ánimo.[263]

El Ginkgo produce algún beneficio en la demencia,[142,256] especialmente cuando hay síntomas neuropsiquiátricos,[223,256,397] y más aún cuanto más problemáticos.[289, 546]

Muchos de los estudios clínicos en humanos no cumplen los criterios ni hay evidencias fiables,[49, 240, 570] pero en un reciente meta-análisis de 298 estudios en humanos se concluye que el Ginkgo a dosis de 240 mg/día es efectivo y seguro en el tratamiento de la demencia.[198]

En pacientes con Alzheimer leve-moderado, después de 24 semanas de tratamiento con ginkgo (160 mg/día) se produjo una mejoría comparable al donepezilo (5 mg), un fármaco anticolinesterásico que es de referencia en demencias.[354] En otros siete estudios en 410 pacientes con demencia leve-moderada (tipo Alzheimer o vascular), después de 24 semanas el ginkgo resultó seguro y produjo una mejoría significativa a nivel cognitivo, psicopatológico y funcional, y en la calidad de vida de pacientes y cuidadores.[205, 223, 224, 287, 288, 352, 398]

En ratones refuerza la capacidad cognitiva y mejora la demencia (inducida con escopolamina), además de que actúa como anticolinesterásico (como el donepezilo y la rivastigmina que se usan para tratar a los pacientes de Alzheimer).[109]

DICEN QUE PROLONGA LA VIDA

Los que toman Ginkgo biloba viven más tiempo según un estudio de 3500 personas mayores de 65 años seguidas durante 13 años.[107] La tasa global de mortalidad se reduce a la mitad. Esto parece demasiado optimista pero así se ha demostrado en pequeños animales como los nemátodos (*Canorhabditis elegans*)[601] y algunos mamíferos.

DISMINUYE DISCINESIAS

Las discinesias mejoran con Ginkgo como se ha observado en pacientes con movimientos anormales inducidos por psicofármacos.[622]

EQUILIBRIO

En los trastornos del equilibrio de origen vestibular, vascular o indeterminado, el ginkgo (240 mg) es tan eficaz o más como la betahistina (32 mg) para aliviar el vertigo y la sensación de mareo, y se tolera mejor.[527]

GINKGO EN PARKINSON

Algunos sugieren el uso de ginkgo de la enfermedad de Parkinson entre otras neurodegeneraciones[111, 143, 378, 612] y , de modo anecdótico, un médico ha publicado el resultado espectacular en su abuelo parkinsoniano al que prescribió ginkgo junto con multivitaminas.[102]

Los estudios en humanos son escasos por dificultades metodológicas pero sí hay evidencia científica en estudios en modelos animales en los que se ha inducido parkinsonismo experimentalmente (con inyecciones de MTPT o con 6-OHP).[9, 269, 467, 468, 547, 587, 609]

El extracto de Ginkgo biloba, EGb 761 exhibió un efecto neuroprotector en ratas "parkinsonizadas" con 6-OHDA y otros tóxicos. Los autores concluyeron que estos datos indican un posible papel para el extracto en el tratamiento de la enfermedad de Parkinson.[5, 9, 269]

Otro aspecto muy interesante es que el gingko disminuiría los perjuicios de la levodopoterapia: en las ratas "parkinsonizadas" con 6-OHDA, si se les trata con levodopa se producen nuevas lesiones pero serían mucho menores si la levodopa se da combinada con ginkgo.[71]

MECANISMO DE ACCIÓN

El mecanismo de acción del Ginkgo es complejo y se relaciona con su contenido en flavonoides, proantocianidinas y diterpenos trilactónicos (ginkgólidos A, B, C). Esta combinación refuerza los procesos cognitivos, mejora el flujo sanguíneo y el metabolismo tisular, y frena el daño por isquemia. Es antioxidante, preserva el deterioro del hipocampo y mejora la plasticidad neuronal[111], elimina radicales libres, principalmente el óxido nítrico[4, 42, 111] e inhibe el factor de activación de plaquetas[526] lo que tiene efecto antiinflamatorio.

Otro mecanismo de acción del ginkgo es a través de la inhibición de la MAO-B y la COMT: frena la degradación de neurotransmisores como dopamina, adrenalina y noradrenalina,[123, 547, 595, 600] disminuye la acción del glutamato, y también parece tener efecto gabaérgico.[488]

EFECTOS SECUNDARIOS

El extracto de ginkgo por vía oral se tolera bien a dosis habituales. Debe comprobarse su efecto en la tensión arterial (a veces produce una ligera elevación que podría ser beneficiosa en algunos parkinsonianos con cifras habitualmente bajas).

Por su efecto antiagregante plaquetario no se debe combinar con anticoagulantes: con warfarina puede provocar hemorragias. Con otros antiagregantes es necesario tener precaución por un efecto sinérgico (lo que a veces se usa terapéuticamente como en la combinación clopidogrel-aspirina). De hecho se observan frecuentes combinaciones de aspirina y gingkgo como en un estudio de Taiwan[88] y la combinación de ginkgo con antiplaquetarios e incluso anticoagulantes da una insignificante riesgo de hemorragia.[86] Ginkgo no varía de modo significativo la hemostasis y no altera la seguridad si se da junto con aspirina o warfarina.[51] Sin embargo no se excluye la posibilidad de sangrado idiosincrático y tal combinación debe hacerse bajo control médico. Por precaución conviene retirarlo dos semanas antes de una cirugía programada.[469]

No se deben mezclar ginkgo y trazodona (Deprax) aunque sólo se ha descrito una dudosa relación con el coma que apareció en un paciente.[168] Puede potenciar el clonacepán (Rivotril) y modificar los efectos de alprazolam, antidepresivos, antiepilépticos y drogas metabolizadas vía citocromo aunque no se describen alteraciones significativas a las dosis recomendadas.

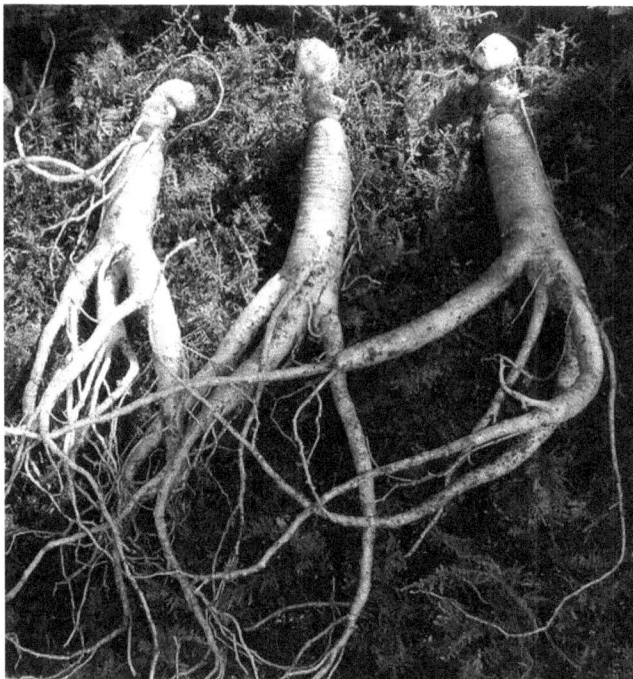

El **ginseng** puede ser útil a los parkinsonianos como activador general, mental y físico.

Evita la somnolencia por dopaminérgicos, aumenta la concentración mental y eleva el ánimo y la libido.

Compensa los bajones de tensión arterial y por eso no debe darse a hipertensos o cardiópatas.

No mezclar con anticoagulantes o estimulantes.

Ginseng

"Le di ginseng a Eduardo y se puso muy, pero que muy animado" -contaba la esposa de mi paciente parkinsoniano-, *"pero claro, luego me leí las contraindicaciones y se lo tuve que retirar. Y el caso es qu e le había sentado muy bien, ese día parecía otro, de dispuesto, con ganas de hacer cosas, hasta caminaba mejor".*

Estas palabras resumen lo que puede esperarse del ginseng en la enfermedad de Parkinson. Es un estimulante y activador general, eleva el ánimo y la libido, evita la somnolencia diurna, y compensa la tendencia a bajones de tensión arterial de muchos parkinsonianos (por la propia enfermedad y por la medicación). Pero esas ventajas se tornan inconvenientes en pacientes hipertensos o con cardiopatías, o demasiado mayores.

El ginseng es un neuroprotector que puede considerarse en la enfermedad de Parkinson[97, 174, 406] y en otras enfermedades neurológicas degenerativas como Alzheimer, corea de Huntington, depresion mayor, ictus, esclerosis lateral amiotrófica y esclerosis multiple. [97, 406]

El mercado de ginseng varía mucho en calidad y concentración.[197] Quien compra "ginseng" no suele saber lo que toma. ¿Es ginseg chino, coreano, o americano? ¿Qué proporción de ginsenósidos lleva? Porque si lleva menos del 24 % no sirve. ¿El producto contiene realmente lo que dice o no siquiera aclara los componenentes y concentraciones? Hay mucha confusión en el tipo de ginseng, es frecuente el fraude o la simulación en los contenidos.

FUNDAMENTOS

Los Emperadores chinos de hace 5.000 años tomaban ginseng como fuente de juventud, energía y longevidad. El Ginseng es una planta de las zonas frías y montañosas de China, Corea, Siberia y Canadá. Su raiz es medicinal y más valiosa si es de más edad porque contiene más ginsenósidos, sustancias farmacológicamente activas.

Es el tónico oriental por excelencia: aumenta el rendimiento físico sin producir excitación,[81, 596, 597] es afrodisiaco, antioxidante, antidepresivo, ansiolítico y nootropo: mejora la memoria, refuerza la capacidad aritmética[447] y la actividad mental en general.[406]

Se recomienda contra el envejecimiento, el Parkinson y otras neurodegeneraciones[116, 502] y, combinado con Ginkgo biloba, en niños con síndrome de hiperactividad y déficit de atención.[201] Su eficacacia nootropa (de incremento de memoria y capacidad mental general) se relaciona con modulación de la ansiedad.[100]

Se toma al principio en dosis sucesivas que luego se disminuyen conforme se consiguen los efectos deseados hasta una dosis de mantenimiento durante tres meses. Se recomienda descanso entre tratamientos.

VARIOS TIPOS DE GINSENG

Se denomina ginseng a numerosas especies de plantas del género Panax (significa panacea en latín) y a otras que no lo son pero tienen propiedades parecidas. La que se conoce normalmente como ginseng, es la especie Panax ginseng o Ginseng asiático (chino o coreano), la variedad más potente, el más usado con fines médicos y el que contiene más sustancias activas.

Los ginsenósidos son más de 20 saponinas (glicósidos triterfenoideos). Se distinguen dos grupos: RB-1 (sedantes y analgésicos) y RG-1 (estimulantes, antifatiga, vasodilatadores). Los ginsenoides Rb1 y Rg 1 son neurotróficos y neuroprotectores, mejoran la función cognitiva y el ánimo,[263, 479, 493] la salud mental y la calidad de vida.[140]

Además están el ginseng americano (*Panax quinquefolium L.*) y el ruso o siberiano (*Eleutherococcus senticosus Maxim.*) con proporciones de ginsenósidos y acciones algo diferentes. Simplificando mucho podría decirse que para aumentar la actividad cerebral es mejor el asiático (*Panax ginseng*, rico en Rg1, Rb2 y Rc) mientras que al americano (*Panax quinquefolium*, con predominio Rb1, Re y Rd) se le atribuyen mayores posibilidades antineoplásicas.[93]

ESTUDIOS EN HUMANOS

Las pruebas en humanos son muy heterogéneas porque se confunden los distintos tipos de ginseng, hay variaciones en el modo de cultivarlos, en la procedencia genética de la planta, y en la edad de la planta (es más rica en ginsenósidos si tiene más edad). Además, como las verdaderas raíces de ginseng son muy caras hay adulteraciones frecuentes. Todo ello condiciona resultados muy variables en los estudios realizados en humanos.

Otro factor que condiciona resultados erráticos es que los ginsenósidos se metabolizan en gran parte por la microflora intestinal y algunos de sus metabolitos son activos. Por eso cada individuo responde de modo diferente al ginseng según la composición de su flora intestinal.

MODELOS ANIMALES CON PARKINSON

En ratas parkinsonizadas con 6-OHP el pseudo-ginsenósido f11 mejoró la locomoción, el equilibrio motor y la coordinación, considerándose neuroprotector.[584]

En animales parkinsonizados por MPTP la administración oral de ginseng evita la disfunción locomotriz,[571] mejora los trastornos de comportamiento y reduce la muerte de neuronas dopaminérgicas.[248, 317] En concreto el ginesóido Rg1 se ha mostrado como neuroprotector e inmuno-modulador y representa una promesa para el tratamiento de la enfermedad de Parkinson; produce una mejoría motora,[241] reduce la pérdida de neuronas dopaminérgicas y regula la inflamación central y periférica.[95, 624, 625]

Tanto en roedores parkinsonizados con MPTP, como en un nuevo modelo animal de Parkinson, progresivo por BSSG (dieta crónica de fitosterol glucósido) el ginseng reduce la pérdida de células dopaminérgicas, la microgliosis y el acúmulo de agragados de sinucleína; además el ginseng previene los trastornos de locomoción y coordinación en estos ratones.[571, 572]

MEJORÍA COGNITIVA

Extractos de ginseng estimulan la actividad psíquica y la capacidad de concentración, y mejoran las funciones cognitivas en pacientes con

Alzheimer moderado-severo.[203, 268] El extracto de Panax ginseng estandarizado (G115: Pharmatón) aumenta en ratas la capacidad física y locomotriz, la memoria y el aprendizaje (pruebas de laberinto).[427]

En animales, el ginseng modula receptores colinérgicos,[99, 482] mejora la memoria visual[100] y aumenta el flujo cerebral.[265] También es neurotrófico y neuroprotector para la corteza cerebral[375] y el hipocampo,[270,296] elimina los radicales libres[271] y es inmunopotenciador.[507]

ADAPTÓGENO

El ginseng es también un buen adaptógeno: es capaz de prevenir los daños por estrés. En ratas sometidas a estrés crónico los niveles plasmáticos de corticoides se elevan mientras que disminuyen la dopamina y serotonina en hipocampo y corteza cerebral. Estos cambios se previenen con ginseng (*Panax quinquefolium*).[503]

AFRODISIACO

El ginseng es afrodisiaco, mejora la libido y la capacidad copulatoria.[212, 390, 485] Los ginsenoides facilitan la erección por vasodilatación del cuerpo carvernoso[485] y la conducta copulatoria porque liberan hormonas y catecolaminas en el hipotálamo.[390]

MECANISMO DE ACCIÓN

Los ginsenósidos neuroprotectores principals son Rn1, Rg1, Rd y Re y ejercen neuroprotección inhibiendo el estrés oxidativo y la neuroinflamación, actún como inmunomoduladores, disminuyen la apoptosis inducida por toxinas y los niveles de hierro en *substantia nigra*, y regulando la actividad de receptores NMDA.

También actúan sobre el cerebro por mecanismos que incluyen transmisión glutamatoérgica y de monoaminas, producción de óxido nítrico, formación de beta-amiloide, hiperfosforilización tau, vías de estrés celular, supervivencia neuronal, apoptosis, neuroregeneración, microglía, astrocitos, oligodendrocitos y microvascularización cerebral.[174, 406]

EFECTOS SECUNDARIOS

El insomnio es el efecto secundario más común. También puede producir nerviosismo, alguna molestia gastrointestinal leve y erección prolongada. Hay que evitar mezclarlo con cafeína u otros estimulantes (efedrina y similares) o con fármacos que alteran el ritmo cardiaco. Puede interaccionar con warfarina, fenelcina y alcohol,[101] y se ha descrito algún episodio maníaco.[141, 573]

El ginseng está contraindicado en pacientes anticoagulados y se dará con precaución en los que usan antiagregantes. Se evitará en personas agitadas, con antecedentes de esquizofrenia o con problemas cardiovasculares. Tiene cierto efecto hipoglucemiante, a considerar en diabéticos medicados. Se dará en periodos limitados (menos de seis meses).

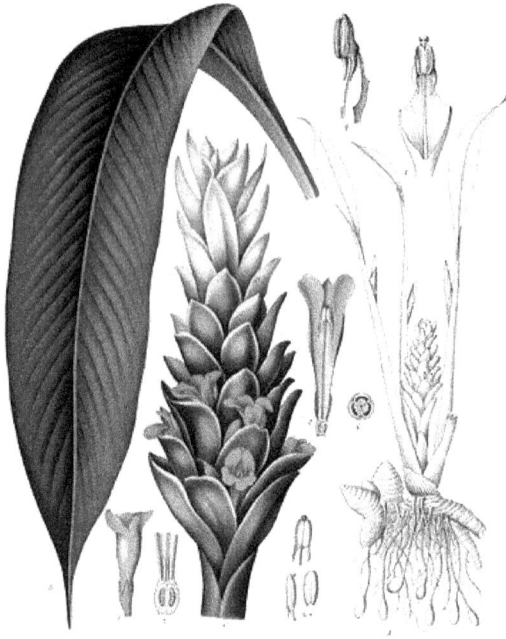

La **cúrcuma** abre nuevos horizontes en el tratamiento del Parkinson y otras neurodegeneraciones. Es otro enfoque.

Activa mecanismos multifactoriales, entre otras acciones modifica la expresión de los genes que tienen que ver con el envejecimiento. En animales de experimentación alarga su vida y se demuestra su capacidad neuroprotectora.

Tiene efecto antidepresivo comparable a la fluoxetina.

Cúrcuma

Ese color amarillo del *curry* es por la cúrcuma, un tratamiento de la enfermedad de Parkinson que cobrará importancia en el futuro porque tiene un mecanismo de acción diferente.

Hasta ahora la principal terapia era reponer la dopamina. La cúrcuma actúa por otras vías: mejora la respuesta de los genes relacionados con la edad[505] y eso, al menos en animales de experimentación, produce una vida más larga y sana. La curcumina, uno de sus ingredientes, es antioxidante, inhibe la MAO B y frena el acúmulo de alfa-sinucleína: en eso se basa su utilidad para tratar la enfermedad de Parkinson.[238]

Los estudios humanos son todavía escasos pero la evidencia experimental, *in vitro* y en modelos animales, no deja dudas. La mosca *Drosophil*a vive más tiempo y más sana si se le administra curcumina, un polifenol que actúa sobre sus genes y/o sobre la forma en que se expresan: sería una droga "genotrópica".[296] Lo mismo ocurre si alimentamos con curcumina a ratones o nemátodos: viven más tiempo[505] aunque esto parezca ciencia-ficción.

También protege a los modelos animales de Parkinson por tóxicos. Las ratas y moscas alimentadas con curcumina sufren menos lesiones en las neuronas dopaminérgicas y menos trastornos motores o de comportamiento.[233, 329, 393, 446, 616]

En pacientes la cúrcuma alivia la depresión tanto como la fluoxetina,[486] les mejora cognitivamente y aumenta la motilidad intestinal (tan comprometida en parkinsonianos).

La cúrcuma en la dieta produce beneficios prolongados y resulta segura: ningún estudio en humanos o animales ha descubierto efectos tóxicos[245, 284].

FUNDAMENTOS

La raiz de la *Curcuma longa* contiene curcumina, un polifenol neuro-protector en párkinson, alzhéimer y otras neurodegenerativas.[392, 623]

Modula la expresión de genes relacionados con envejecimiento, es antioxidante y antinflamatoria, previene el acúmulo de alfa-sinucleína, es inhibidor MAO-B[238] y regula otras dianas moleculares[623] por lo que abre nuevos horizontes terapéuticos.[297, 392, 531] A pesar de su biodisponibilidad limitada[108] es eficaz por las sustancias en que se descompone.[504]

ANIMALES CON PARKINSON

Los roedores a los que se induce parkinsonismo por MPTP quedan "protegidos" si antes se les alimenta con cúrcuma, y eso mitiga el daño de las neuronas nigroestriadas y los síntomas correspondientes.[233, 393, 616]

En ratas "parkinsonizadas"con 6-OHDA la curcumina revierte la anhedonia y mejora su comportamiento, aumentan neurotransmisores como la dopamina, regenera el daño del hipocampo[530, 606] y protege las neuronas dopaminérgicas nigroestriadas.[131, 561, 562, 618] También la curcumina evita trastornos motores y daño neuronal en ratones parkinsonizados con MPTP[393] o por homocisteína intracerebral.[329]

Ese beneficio de la cúrcuma también se ha demostrado en otros modelos animales de parkinsonismo, en moscas Drosophila. Se retrasan los síntomas motores, se reduce el estrés oxidativo y la apoptosis, además de que se prolonga su vida.[518]

La curcumina, es "genotrópica", es decir modifica los genes o su expresion, y de modo diferente según el estadio de crecimiento. Así, en la mosca Drosophila "parkinsonizada" con Paraquat previene los trastornos motores si se le aplica cuando es "joven", pero no más tarde.[428]

ANIMALES CON ACÚMULO DE SINUCLEÍNA

Otro modelo animal de neurodegenreación son ratones en los que genéticamente se induce acúmulo de sinucleína que provoca trastornos motores. Pues bien, el tratamiento agudo o crónico con curcumina restringe el depósito de esa proteina y se comprueba una clara mejoría de los trastornos motores.[532]

LOS RATONES VIEJOS RECUPERAN MEMORIA

En un modelo de deterioro cognitivo en ratones (d-galactosa subcutánea) la curcumina mejoró el aprendizaje y memoria especial.[396] En ratones que ya tenían déficit de memoria por ser viejos, mejoraron mucho al darles curcumina durante tres semanas y creen que se relacionaría, al menos en parte, con la activación del óxido nítrico neuronal en algunas regiones cerebrales. Eso sugiere el potencial de la curcumina como preventivo del deterioro cognitivo en general.

ANTIDEPRESIVA

En humanos la cúrcuma es tan buen antidepresivo como la fluoxetina.[486] En un estudio de 60 pacientes diagnosticados de trastorno depresivo mayor se valoró la respuesta a fluoxetina (20 mg), curcumina (1000 mg) o su combinación. Después de 6 semanas los tres grupos mejoraron con resultados similares entre el fármaco (64.7 %) y la curcumina (62,5 %), y todavía más cuando se dieron juntos (77.8 %).[486] La eficacia antidepresiva de la cúrcuma se avala en meta-análisis bibliográficos.[17]

También en animales se comprueba su efecto antidepresivo. En ratas macho sometidas al modelo animal de estrés crónico moderado la cúrcuma previene las alteraciones inmunes y del eje hipotálamo-pituitario adrenal.[603] Dos estudios separados[279, 602] con ratones sometidos al test de natación forzada coinciden en resultados y conclusiones: al alimentarlas con extracto de cúrcuma durante tres semanas hubo menos disregulación neuroquímica (disminución de serotonina, dopamina y noradrenalina) y neuroendocrina (elevación de cortisol y ACTH-RF), y los animales no se quedaron inmóviles como se esperaba.[279, 602]

MECANISMO DE ACCIÓN

Todos coinciden en que la curcumina es neuroprotectora pero invocan diferentes mecanismos: modulación de la disfunción mitocondrial y el metabolismo del glutatión,[229] acción quelante del hierro suprimiendo la degeneración de neuronas en la *substantia nigra*,[131] inhibición de las vías de la Jun-quinasa para evitar la muerte celular[616] o impidiendo la agregación de alfa-sinucleína.[8, 239, 549]

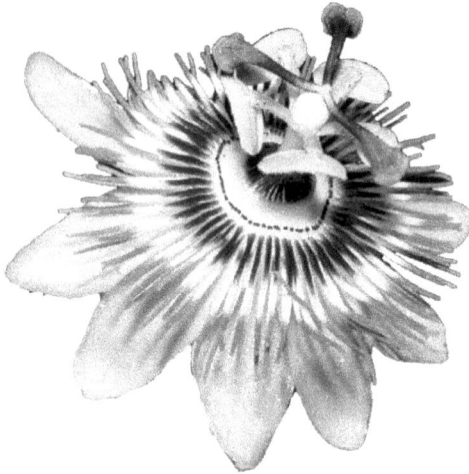

La **pasiflora** mejora el temblor sin los problemas de los anticolinérgicos y alivia la ansiedad y el insomnio sin los efectos secundarios de las benzodiacepinas.

Puede resultar útil por eso útil a muchas personas con enfermedad de Parkinson.

Pasiflora

Disminuye el temblor sin los inconvenientes de los anticolinérgicos, potencia la levodopa, alivia la ansiedad y mejora el sueño sin los problemas de las benzodiacepinas: la pasiflora es muy útil en la enfermedad de Parkinson.

El tratamiento del temblor es un problema porque la levodopa y dopaminérgicos en general mejoran claramente la hipocinesia y bradicinesia pero su efecto sobre el temblor es limitado. Habría que emplear anticolinérgicos que son útiles en personas jóvenes sin problemas cognitivos, pero en personas mayores de 60 años producen deficit de memoria, alucinaciones y otras complicaciones (sequedad de boca, aumento del estreñimiento, glaucoma, etc.)

La pasiflora mejora directamente el temblor, y además alivia la ansiedad e insomnio otros síntomas frecuentes en los parkinsonianos, por lo que puede sustituir a las benzodiacepinas, sin que se perjudique la memoria o el equilibrio.

También es antiespasmódica (alivia los cólicos intestinales) y ayuda a reducir la presión sanguínea. Además, mitiga los calambres y tranquiliza el sistema nervioso simpático, tan exagerado en los parkinsonianos.

La pasiflora debe tomarse bajo control médico porque, aunque tiene pocos efectos secundarios, como es un sedante eficaz puede interaccionar con otros tranquilizantes.

FUNDAMENTOS

La pasionaria, flor de pasión o maracuyá es una planta trepadora de grandes flores rojas (*Passiflora incarnata*). Su principio activo, la pasiflorina, se parece estructuralmente a la morfina, pero no produce adicción.

Es un remedio popular para el insomnio y nerviosismo y alivia la tos.[118, 119, 120, 487] Se emplea preferentemente la *Passiflora incarnata*, una variedad que no debe confundirse con la *Passiflora edulis* (comestible).

ANSIOLÍTICA Y SEDANTE, TANTO COMO OXACEPÁN

Actualmente, la pasiflora se considera un ansiolítico y sedante fiable[121, 278, 281, 533] tan eficaz como el oxacepán y con menos afectación funcional,[13] por lo que resulta útil en parkinsonianos cuya marcha empeora si toman benzodiacepinas. Como preparación a la cirugía[384] y a la anestesia epidural, la pasiflora por vía oral suprime la ansiedad previa sin moficaciones psicomotoras o hemodinámicas.[30] En otro estudio, 40 personas de 18-35 años tomaron una taza de infusión de pasiflora durante 7 días y mejoró subjetivamente la calidad del sueño.[401]

En ratas a las que se dio pasiflora en el agua durante cuatro semanas disminuyó la ansiedad y el estrés (en los test correspondientes) y mejoró su memoria espacial (ambos dependientes de la dosis: se usaron 30, 100 y 300 mg/kg), con reducción del ácido glutámico en hipocampo y de serotonina en la corteza cerebral.

El mecanismo de acción es a través de facilitación de los receptors GABA (ácido gamma-amino-butírico).[25, 234] En ratones también se ha descrito efecto ansiolítico de la pasiflora (375 mg/kg) comparable al diacepán (1.5 mg/kg) y se ha demostrado in vivo que esa actividad ansiolítica es mediada por el GABA.[187, 188] En ratas un extracto de pasiflora (chrysin 2 mg/kg) tuvo efecto ansiolítico similar al midazolam (2 mg/kg) aunque de menor magnitud.

NEUROPROTECTORA Y ANTICONVULSIVA

In vitro también se ha demostrado que la pasiflora es neuroprotectora modulando el ácido glutámico.[128] En ratones en los que se inducen convulsiones (con pentilenefetrazol) la pasiflora las suprime[309, 520] y mejora la depresión postictal (a diferencia del diacepán que la empeora).[520]

ANALGÉSICA, CORRIGE ADICCIONES Y EL DECLINAR SEXUAL

El dolor es frecuente en parkinsonianos. La pasiflora también alivia los dolores y la tos: se considera "una morfina suave" y no adictiva.[118, 119, 121]

De hecho, se usa como remedio en el síndrome de abstinencia de narcóticos, benzodiacepinas o de cannabis.[12, 117, 122] Uno de sus componentes, la benzoflavona también es afrodisiaco y previene el declinar sexual de las ratas macho.[117]

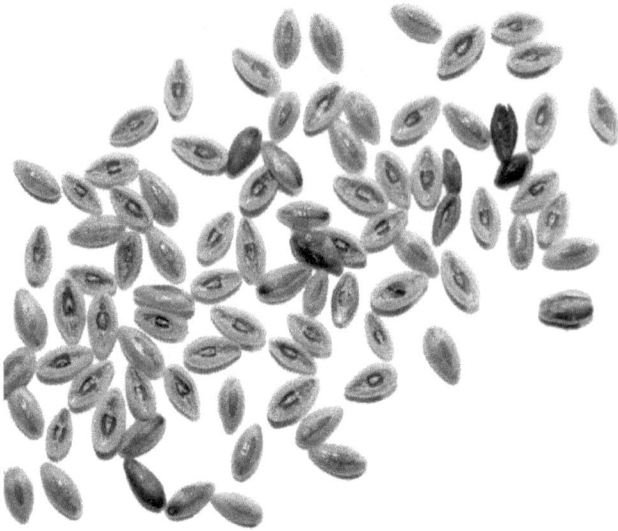

Las semillas de **Plantago ovata** aumentan la movilidad gastrointestinal lo que se traduce en una absorción más eficaz y estable de levodopa, y eso repercute en una clara mejoría de los síntomas parkinsonianos.

Plantago ovata

El estreñimiento empieza antes del temblor y de la rigidez, y luego va haciéndose cada vez más molesto conforme avanza la enfermedad de Parkinson. Y si el estómago tarda en vaciarse no se absorbe bien la levodopa. Por eso la *Plantago ovata* es básica: si se mueve la tripa todo marcha mejor.

Las cáscaras de plantago mejoran y aumentan los movimientos gastrointestinales,[39] y al favorecer la movilidad intestinal se absorbe más levodopa y aumenta mucho la capacidad motora de los pacientes.[29, 31]

Hay pacientes que ven cómo empeoran sus síntomas y cambian de medicamento y hasta de neurólogo intentando resolverlo, cuando quizá se debía a que su estómago era lento en vaciar las pastillas. Y el truco era usar un laxante natural, como la *Plantago ovata*.

FUNDAMENTOS

En conejos a los que se administró levodopa (sin carbidopa)[170] y con carbidopa,[150] en los grupos en que se les dio Plantago ovata la absorción de levodopa fue más eficaz: disminuye su pico máximo inicial y, después de cierto tiempo, el grupo que toma la fibra da concentraciones estables y más altas en cualquier momento.

En 18 pacientes con levodopa/carbidopa se comparó la plantago con placebo durante 35 días. Cuando tomaron plantago se redujeron los picos y los niveles fueron mucho más estables lo que se traduce en un mayor beneficio clínico.[152] Esa mejora en la cinética de la levodopa podría ser útil también para parkinsonianos aunque no tengan estreñimiento.

En 79 parkinsonianos se ha comprobado que tras el uso de laxantes de mantenimiento mejora la rigidez. Eso sugiere que en la patogénesis de la enfermedad hay un problema gastrointestinal: la movilidad intestinal disminuída produce una disbiosis que podría favorecer la deposición de proteínas anormales.[32]

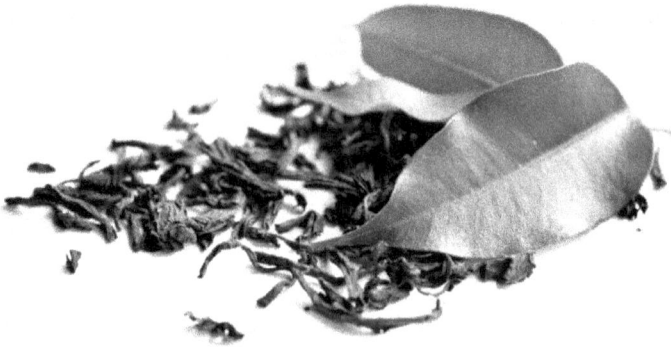

Los que toman **té** tienen menos posibilidades de sufrir enfermedad de Parkinson.

En los pacientes, el **té verde** aumenta el efecto de los medicamentos antiparkinsonianos porque contiene *polifenoles* que son neuroprotectores y actúan de modo parecido a la carbidopa, al entacapone y a la rasagilina.

Además, aporta *teína* (que aumenta la alerta mental) y *teofilina* (que mejora el temblor y la capacidad motora).

Té verde

En una taza de té verde hay sustancias parecidas a la carbidopa, al entacapone y a la rasagilina. Los pacientes deben saber que el té verde aumenta el efecto de la levodopa y de otros dopaminérgicos que se les han recetado. Por otra parte, o quizá en relación con esto, resulta que los que toman té tienen la mitad de posibilidades de sufrir enfermedad de Parkinson.

Cada taza de té contiene, según la variedad, 10 a 80 mg de **teína**, un alcaloide equivalente a cafeína, de efecto algo más duradero. Al tomar té aumenta la alerta mental, con un tiempo de reacción más corto.[135, 207, 232, 305] El té, especialmente el verde, contiene además otras sustancias beneficiosas: teofilina y polifenoles.

La **teofilina** es un antagonista de la adenosina que mejora el temblor y la capacidad motora de los parkinsonianos, y potencia los efectos de la levodopa.

Los **polifenoles** son antioxidantes y neuroprotectores, evitan en cierta forma el daño celular por envejecimiento. Y además, tienen acciones parecidas a la carbidopa o bensaracida (lo que llevan el Sinemet o Madopar para reforzar el efecto de la levodopa), y otras que funcionan de modo similar al entacapone (del Comtan y del Stalevo) o a la selegilina (Plurimen) o rasagilina (Azilect).

Todos estos fármacos hacen más eficaz la levodopa porque frenan a las enzimas que la destruyen (metabolizan): inhiben la descarboxilasa, la COMT (catecol-orto-metil-transferasa) y la MAO-B (mono-amino-oxidasa B). Y el té verde (sus polifenoles) hace lo mismo por lo que al tomarlo con levodopa y con los otros dopaminérgicos potencia su efecto.[136] Eso hay que tenerlo en cuenta para aprovecharlo o para evitar sobredosis.

El té verde también potencia la levodopa natural de la mucuna como hemos tenido ocasión de comprobar en una paciente[179, 180]: véase el capítulo de mucuna.

Los polifenoles del té verde han demostrado su eficacia neuroprotectora en modelos de Parkinson, tanto en animales como en cultivos celulares, y posiblemente protegen de la enfermedad de Parkinson y otras neurodegeneraciones.[416]

FUNDAMENTOS

Después del agua, el té es la bebida más consumida en el mundo. Hay varios tipos de té según la parte de la planta (Camellia sinensis) utilizada y su elaboración. El té verde no ha sido "transformado" (las hojas se tratan al vapor y se secan) y tiene menos teína. En el té negro las hojas se fermentan y ennegrecen, y a veces se aromatizan con maderas, frutos secos, flores (jazmín) o esencias (bergamoto en el Earl Grey), y contiene más teína. El té "Oolong" se fermenta sólo parcialmente. El té blanco se obtiene de brotes y de hojitas jóvenes, y se seca meticulosamente.

TÉ Y PARKINSON

El té (verde o negro) es neuroprotector. Bebiendo dos tazas diarias de té el riesgo de padecer Parkinson disminuye a la mitad[23, 41, 87, 91, 235, 474, 475] y en las regiones donde más se consume hay menos parkinsonianos.[416] El té verde podría prevenir la enfermedad de Parkinson, y también mejorarla una vez instaurada aunque los mecanismos no se conocen bien.[79, 251, 326]

TEÍNA

La teína es la cafeína del té. En realidad es la misma sustancia, un alcaloide que se absorbe de modo más lento en el té por los polifenoles que contiene. Eso evita el efecto "pico" o rápida elevación que se produce con el café, y su acción alertizante es más regular y prolongada cuando se consume té.

TEOFILINA

La teofilina es un antagonista de los receptores de adenosina (A2a) que mejora el temblor y la capacidad motora de los parkinsonianos[328] con aumento del periodo "on".[276] Por eso se ha propuesto como tratamiento rutinario de la enfermedad de Parkinson.[327, 328]

En animales de experimentación, el bloqueo de los receptores de adenosina A2a potencia la levodopa. En un estudio de 15 pacientes de grado moderado/avanzado se comparó levodopa sola con levodopa a dosis bajas pero combinada con KW-6002 (antagonista selectivo A-2A de la adenosina) y sus efectos se potenciaron (un 36 % más), con menos discinesias. Todos los síntomas parkinsonianos mejoraron, en especial el temblor de reposo.[38]

POLIFENOLES

Los polifenoles del té son potentes antioxidantes, retrasan el envejecimiento neuronal y protegen de la enfermedad de Parkinson y de la de Alzheimer.[415, 416, 590]

El principal es el epigalocatecín-galato. Frena la producción de beta-amiloide[300] además de sus efectos anti-oxidantes, quelantes del hierro, inhibidor de apoptosis y otros.[10, 301, 302, 303, 589]

POTENCIAR LA LEVODOPA: POLIFENOLES Y TEOFILINA

En parkinsonianos no se precribe ya la levodopa sola. Cuando llega a la sangre la levodopa encuentra una enzima, la descarboxilasa, que la metaboliza rápidamente a dopamina y se elimina antes de llegar al cerebro. Por eso estos fármacos combinan levodopa con un inhibidor de la descarboxilasa, sea carbidopa (Sinemet) o benserazida (Madopar).

Varios polifenoles del té verde (epicatequina y epicatequina-galato) producen un efecto similar inhibiendo la descarboxilasa,[47, 379, 449] y quizá de un modo más específico, lo que haría más aprovechable el tratamiento con levodopa.[379]

En 84 adultos con síndrome de Down que tomaron extracto de té verde durante un año mejoraron diversas funciones cognitivas: la memoria de reconocimiento visual, el control inhibitorio y el comportamiento adaptativo.[112] El consumo de té disminuye también el riesgo de demencia y de deterioro cognitivo.[608]

MODELOS ANIMALES Y CELULARES

En ratones en los que se induce parkinsonismo por MPTP el té verde (con altos niveles de epigalocatequina) previene las alteraciones neuroquímicas de la *substantia nigra*.[98, 186, 402, 415, 613]

En el modelo animal de Parkinson transgénico en la mosca del vinagre se va acumulando sinucleína en el cerebro, con pérdida de neuronas dopaminérgicas, y los insectos van perdiendo movilidad y capacidad para saltar. Eso se retrasa si suplementa su dieta con un componente del té verde, la epicatequina.[517]

En cultivos celulares los extractos de té verde y té negro disminuyen la toxicidad por hidroxidopamina.[300, 302, 589] En otros estudios celulares se encuentra que los polifenoles del té verde también protegen las neuronas dopaminérgicas porque inhiben procesos de oxidación y las vías del óxido nitroso (NO).[191]

MECANISMO DE ACCIÓN

El té previene la muerte por muchas causas, entre otras los problemas cardiovasculares.[323, 324, 325, 326] Las catequinas y otros componentes del té tienen muchas propiedades útiles, en especial para las personas mayores, y más aún para los parkinsonianos que toman levodopa.

Esos components del té verde actúan como inhibidores naturales de la MAO (que aumenta con la edad y favorece neurodegeneración), de la COMT (que metila la levodopa) y de la descarboxilasa (que elimina rápidamente la levodopa de la sangre). Al inhibir estas tres enzimas mejora la disponibilidad de levodopa y dopamina.

En pacientes de Parkinson tratados con levodopa y carbidopa, la epigalocatequina-galato del té parece beneficiosa, según deducen de los estudios en ratas y en cultivos celulares. La epigalocatequina-galato, el principal polifenol del té, frena la metilación de la levodopa (y, por tanto, frena su eliminación de la sangre) y, además, protege el hipocampo de la neurodegeneración oxidativa.[254, 255] La quercetina, un flavonoide del té, tiene acción similar inhibiendo la COMT.[255]

Hay otra enzima, la mono-amino-oxidasa (MAO), que aumenta con la edad y contribuye a la degeneración del sistema nervioso central y a la disminución de la dopamina disponible en el cerebro. Intentar frenar la MAO es lo que se pretende cuando se da Plurimen (selegiline) o Azilect (rasagilina) a los pacientes de Parkinson, sobre todo al comienzo de la enfermedad, suponiéndose por ello su efecto neuroprotector.

Pues bien, hay neuroprotectores naturales de ese tipo dado que inhiben la MAO en el té y también en otros productos como la cúrcuma[355] especialmente beneficiosos para personas mayores en general y los parkinsonianos en particular.

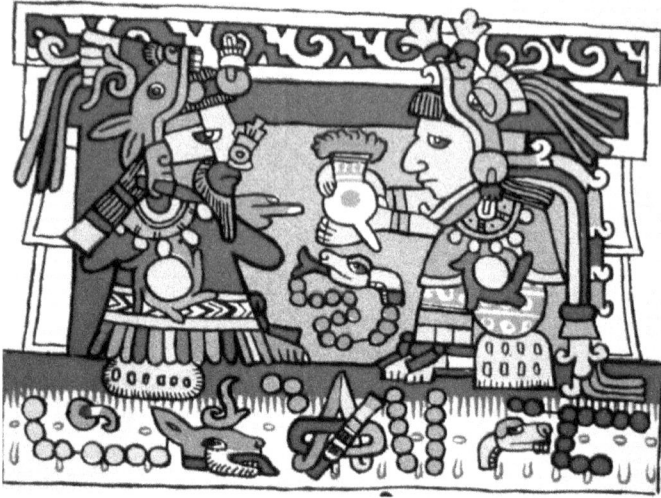

Montezuma compartiendo bebida de chocolate

El chocolate aporta nutrientes (flavonoides) y sustancias psicoactivas (teobromina, fenietilamina) y sensaciones de "recompensa" y placer ligadas a su sabor, textura y aroma.

Todo ello activa los sistemas dopaminérgicos, libera endorfinas y mejora el ánimo.

Los parkinsonianos y deprimidos toman más chocolate quizá porque intuyen que lo necesitan. Atención cuando si están tratados con inhibidores de MAO.

Cacao (Chocolate)

Los parkinsonianos toman mucho chocolate y no sabemos si es porque lo necesitan y ellos lo intuyen como le pasa a los deprimidos. El chocolate contiene muchas aminas biógenas que actuarían como antiparkinsonianos.[599]

La feniletilanolamida del chocalate sube la dopamina, aunque llega poca al cerebro porque en la sangre la elimina la monoaminoxidasa. ¿Y qué ocurre si toma chocolate un parkinsoniano en tratamiento con Azilect o Plurimen (que frena a esa enzima)? Probablemente llegará al cerebro más fenielilanolamida y le provocará mayor euforia.

El chocolate aporta calorías, aporta nutrientes (polifenoles) y también nutre emocionalmente (véase el capítulo sobre "Dieta sensorial"): el sabor y la textura de un bombón, la sensación de lujo que transmite, da placer, nos nutre emocionalmente: es un alimento para nuestros sentidos, hedónico, algo que proporciona bienestar y libera endorfinas (nuestras morfinas internas).

En los años 80 se extendió la "teoría del amor del chocolate" sugiriendo que la fetiletanolamida que contiene produce una sensación de felicidad como el enamoramiento. En realidad es una leyenda urbana. Pero algo tiene el chocolate, el alimento que más modifica el ánimo. Sus componentes psicoativos generan placer[576] y parece que es por sus sustancias psicoactivas "como drogas": anandaminas, cafeína, fenietilamida y magnesio. Las personas tiende a comer chocolate cuando están bajas de ánimo.[44]

FUNDAMENTOS

Hace dos mil años los indios mayas y aztecas obtenían chocolate del cacao. Molían sus granos, y lo hervían mezclado con harina de maíz, especias o miel y obtenían el *xocolatl*, una bebida de fuerte sabor que daba gran energía y vitalidad.

El chocolate es antinflamatorio, neuroprotector y cardioprotector, y aumenta la biodisponibilidad de óxido nitroso que mejora la tensión arterial, la función plaquetaria y la fluidez de la sangre.[576]

NUTRIENTES Y SUSTANCIAS ACTIVAS

El chocolate es una valiosa fuente de energía rápida, rico en carbohidratos, grasas, proteínas, vitaminas y oligoelementos. También flavonoides, metil-xantinas (cafeína, teofilina, teobromina), aminas biógenas (feniletilamina, histamina, tiramina) y ácidos grasos de acción similar al cannabis porque inhiben la destrucción natural de nuestros endocannabionoides naturales.[63, 567, 576]

FLAVONOIDES

Los flavonoides del cacao tienen gran capacidad antioxidante y son beneficiosos contra las enfermedades degenerativas y cardiovasculares.[499, 538] Con leche se absorbe menos por lo que es preferible el chocolate negro.[498]

TEOBROMINA

La teobromina es el principal alcaloide encontrado en el cacao y el chocolate, y "despierta" poco en comparación con la cafeína.[247] En ratones la dieta rica en teobromina sube los niveles de dopamina, acetilcolina y noradrenalina, lo que beneficia la "reserva cognitiva".[151] También se le atribuye un efecto anti-inflamatorio y antitumoral.[542]

FENILETILAMINA

La feniletilamina cambia los niveles de dopamina, liberando en el cerebro sustancias que mejoran el humor, equilibran la presión sanguínea, aumentan el ritmo cardíaco, y sugieren que incrementa el apetito sexual.

Sin embargo sólo algunos chocolates contienen feniletilamina y llega en poca cantidad al cerebro. Las aminas biógenas del chocolate pueden actuar de otro modo: estimulando el intestino y mejorando la circulación gastrointestinal[58]… lo que aumentaría la absorción de levodopa.

SALSOLINOL

La adicción al chocolate puede deberse al salsolinol, una sustancia dopaminérgica D2-D3, que es uno de sus principales componentes psicoactivos.[365] El salsolinol lo produce también el organismo. Su eliminación por la orina es baja en parkinsonianos y aumenta si se les trata con levodopa.[577]

EL CHOCOLATE COMO DROGA

El chocolate tiene muchas característas de droga y en personas susceptibles desencadena reacciones psico-farmacológicas, alteraciones afectivas y conductas adictivas similares al etilismo, las tóxicomanías o a los adictos al sexo.[63, 565] Aparte de sus componentes psicoactivos el chocolate, como todas las comidas agradables al paladar genera endorfinas.[44, 320, 367, 407, 576] Las cápsulas de cacao apenas si producen efecto porque no "recompensa" suficientemente,[367] la motivación es sensorial.[477]

CHOCOLATE Y ESTADO DE ÁNIMO

Hay personas que apetecen chocolate y lo toman inconscientemente como "automedicación", para compensar deficiencias de su dieta (por ejemplo, falta de magnesio) o para equilibrar sus bajos niveles de ciertos neurotransmisores (serotonina y dopamina) que regulan el estado de ánimo, el apetito y las conductas compulsivas.[377]

La depresión aumenta la apetencia por chocolate y otras recompensas dulces.[593] El deseo de tomar chocolate suele ser episódico y cambia según las modificaciones hormonales; las mujeres lo toman con más frecuencia justo antes de la regla[63, 368] y esa apetencia disminuye tras la menopausia.[423]

ADICCIÓN, HEDONISMO Y PARKINSON

La dependencia del chocolate recuerda a la de nicotina y otras drogas, con activación de corteza pre-frontal.[494] Es muy frecuente (78 %) que los alcohólicos rehabilitados desvíen su adicción a chocolate, café, tabaco u otras sustancias que estimulan los sistemas neurales de recompensa y placer.[250]

Se discute si existen personalidades adictivas y su relación con la cantidad de dopamina cerebral[478] pero existe menos riesgo de Parkinson entre los que muestran tendencia a las "drogas o novedades".

El chocolate puede ser una "droga blanda" adecuada para los parkinsonianos: es un lujo para los sentidos, casi un pecado, que les da una pequeña recompensa a la vista, al olfato y al gusto (siempre que no tengan diabetes o sobrepeso). Hace que nos sintamos bien, activa nuestros centros de placer en el cerebro, por respuestas innatas o adquiridas, o bien por reflejar expectativa y anticipación (deseo) basado en nuestras previas experiencias de recompensa emocional.[409]

Y, además, como el Sinemet o Madopar se absorben más rápido al mezclarlos con carbohidratos, un comprimido con un bombón de chocolate permite salir antes del bloqueo.

PROTEGE DEL DECLIVE COGNITIVO

Consumir chocolate disminuye el riesgo de deterioro cognitivo.[380] En 531 personas mayores de 65 años controlados durante cuatro años, el declinar cognitivo fue menor los que tomaban chocolate de modo habitual.[380]

En un estudio prospectivo longitudinal se seleccionaron 531 personas mayores de 65 sin problemas cognitivos (Mini-Mental normal) y se les siguió durante 48 meses. Después de ajustar por edad, educación, tabaco, hipertensión y otros factores, en esos cuatro años el declinar cognitivo fue menor los que tomaban chocolate de modo habitual.[380]

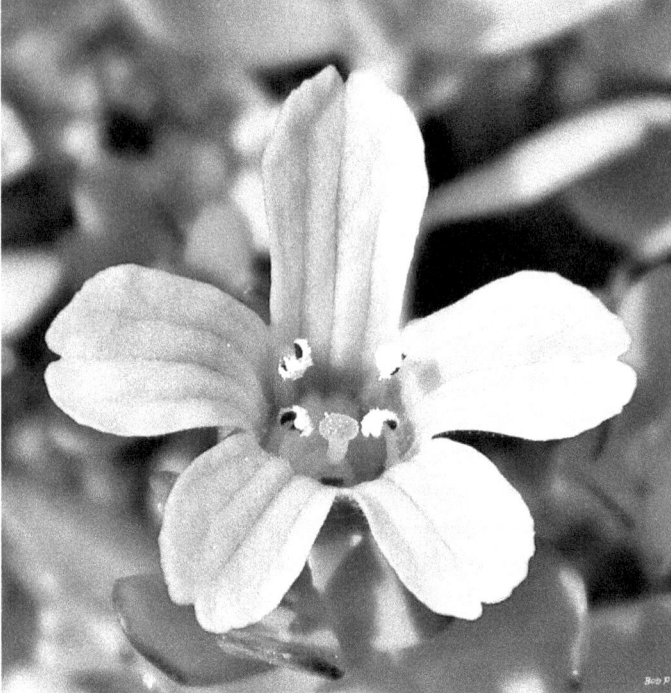

La **bacopa** refuerza la memoria y otras funciones cognitivas tanto en humanos como en animales.

Actúa de modo parecido a los fármacos anticolinesterásicos que se usan en demencias y a los inhibidores de la MAO que se prescriben en el Parkinson.

En modelos animales de Parkinson la bacopa protege las neuronas dopaminérgicas de las lesiones por tóxicos y previene el temblor y la falta de movilidad.

Bacopa

El extracto de bacopa es un antídoto contra el parkinsonismo en animales de laboratorio; les protege del temblor y de la hipocinesia que se les provoca con tóxicos.

La *Bacopa monnieri* ('Brahmi') es uno de los principales remedios naturales para reforzar la memoria y otras funciones cognitivas, y como tónico nervioso y neuroprotector. Y los ensayos apuntan a sus posibilidades en el tratamiento de enfermedades de Parkinson, Alzheimer y otras neurodegeneraciones.[2, 342, 421]

Además de estimulante cerebral (tónico nervioso y reforzador de la memoria en Ayurveda) la bacopa es un gran adaptógeno: protege de los efectos del estrés agudo y crónico. El estrés facilita la aparición y desarrollo de enfermedades neurodegenerativas (incluida la Parkinson) y de otras muchas patologías.[177]

FUNDAMENTOS

La Bacopa ha demostrado sus propiedades neuroprotectoras en modelos animales de Parkinson, demencia y estrés, y sus beneficios cognitivos en personas.

ENSAYOS CLÍNICOS

En humanos hay varios ensayos controlados en que se demuestra que la bacopa y sus componentes son nootropas (favorecen las funciones mentales) y potencialmente mejoraría a pacientes con demencia, Parkinson y epilepsia.[2]

Estudios controlados y aleatorios doble ciego: en 98 personas sanas mayores de 55 años la bacopa mejoró significativamente la memoria y retención[382]; en 60 sujetos sanos (edad promedio 62 años) los tratados (frente a placebo) con extracto de bacopa (300 y 600 mg diarios) durante 12 semanas mostraron mejoría el la memoria de trabajo y en disminución de latencias de N100 y P300 de los potenciales evocados; además, se comprobó una acción anticolinesterasa (como la de los fármacos que se usan contra el Alzheimer).[426]

ANIMALES PARKINSONIZADOS

Aún son más numerosos los estudios en animales o en cultivos celulares en que se demuestra que la bacopa refuerza las capacidades cerebrales por varios mecanismos neuroprotectores: como antioxidante, reduciendo el acúmulo de beta-amiloide, aumentando el flujo sanguíneo cerebral, inhibiendo la acetilcolinesterasa y modulando diversos neurotransmisores (acetilcolina, serotonina y dopamina.[2, 109, 445]

En ratas "parkinsonizadas" con 6-OHDA si en las tres semanas previas se les trataba con extracto de bacopa (20 y 40 mg/kg) se reducían las lesiones en el estriado, las alteraciones neuroquímicas y los trastornos motores y de conducta.[513] En ratones prepúberes "parkinsonizados" por rotetona (un insecticida ya retirado del mercado por relacionársele con la enfermedad de Parkinson en personas) el tratamiento preventivo con bacopa reduce el daño oxidativo en el estriado y evita la depleción de dopamina. Los autores sugieren que la bacopa sería eficaz para prevenir y tratar el Parkinson y otras enfermedades neurodegenerativas relacionaas con el estrés oxidativo.[508] Los mismos buenos resultados del tratamiento con bacopa se observaron en moscas del vinagre "parkinsonizadas" con rotetona.[215]

En el modelo animal de Parkinson en mosca del vinagre transgénica con acúmulo de sinucleína el tratamiento con *Bacopa monieri* mejoró significativamente su movilidad, aumentando la capacidad de los insectos para saltar.[230]

Igualmente en el modelo genético del gusano *Caernohabditis elegans*: la bacopa redujo el acúmulo de alfa-sinucleína y la neurodegeneración dopaminérgica por lo que se concluyó que es un posible tratamiento antiparkinsoniano.[228]

También en ratones "parkinsonizados" con el insecticida Paraquat: la administración oral de extracto de bacopa previene las lesiones y síntomas que produce el Paraquat y la mengua de nivel de dopamina estriatal.[214]

ANIMALES DEMENCIADOS

En ratones machos "demenciados" con escopolamina el extracto de bacopa (y también el ginkgo) produjeron y evidente mejoría cognitva y disminución de actividad anticolinesterásica (como los fármacos del Alzheimer).[109] Otros estudios in vitro demuestran que los componentes de la Bacopa, los bacopasidos I y II) son inhibidores de la MAO lo que apoyaría sus acciones antiparkinsonianas.[521]

En ratones se ha demostrado que el extracto de bacopa refuerza la capacidad cognitiva y mejora la demencia (inducida con escopolamina), además de que actúa como anticolinesterásico (como el donepezilo y la rivastigmina que se usan para tratar a los pacientes de Alzheimer).[109] También un componente de la bacopa, el bacopásido I, tiene efecto antidepresivo en ratones disminuyendo el tiempo de inmovilidad y cambios de conducta tras test de desesperación o aplicación de reserpina.[309]

ANIMALES ESTRESADOS

En ratas sometidas a estrés agudo y crónico se producen una serie de lesiones: úlcera gástrica, aumento de glucemia, de aminotransferasas, de creatinquinasa y una disminución de volumen del bazo mientras aumentan de tamaño las glándulas adrenales. Pues bien, si se les trata antes con Bacopa (40-80 mg/kg) los animales quedan protegidos evitándose muchas de las lesiones descritas por el estrés.[439] Otro ensayo en ratas sometidas a estrés crónico midió los niveles plasmáticos de corticoides (elevados) y de dopamina y serotonina cerebrales (disminuidos en hipocampo y cortez) comprobándose que el tratamiento con bacopa (40 y 80 mg/kg), y también con ginseng (Panax quinquefolium) prevenía estos cambios. Se deduce que la bacopa es un buen adaptógeno, capaz de prevenir los daños por estrés.[503]

En modelos experimentales de gusanos (*Caenorhabditis elegans*) la bacopa mejora la tolerancia al estrés y hace que vivan más tiempo.[429]

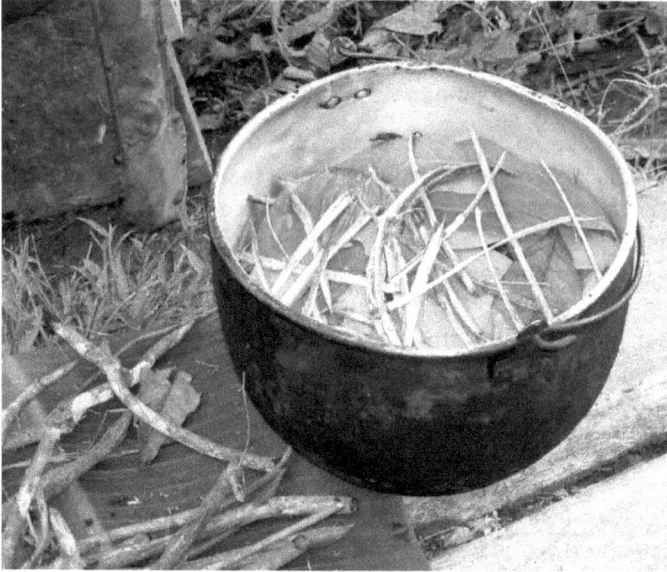

La **ayahuasca** y su principal componente **banisteria** tiene propiedades psicoactivas muy peculiares y acciones farmacológicas muy interesantes.

Podría abrir horizontes terapéuticos para mejorar la enfermedad de Parkinson, pero actualmente su uso es ilegal y totalmente contraindicado.

Ayahuasca y Banisteria

En el tratamiento del Parkinson ocupan un lugar importante los inhibidores de la monoaminooxidasa (IMAO) pero el primero que se usó no fue la rasagilina (Azilect) ni siquiera la selegilina (Plurimén) sino la banisteria, una enredadera del Amazonas.[330] Produjo un revuelo periodístico en 1929 como tratamiento "mágico" del parkinsonismo postencefalítico[484]; luego se olvidó y ahora se resucita como horizonte terapéutico.[330]

La ayahuasca (*ahuasca* o *yagüe*) es una bebida mágica Y sagrada de los pueblos indígenas amazónicos y andinos que forma parte de sus rituales sociales, espirituales, de predominión y de sanación Es una pócima alucinógena de lianas y raíces de la selva amazónica: la banisteria o *Banisteria caapi* (su principio activo es la banisterina o harmala) y la chacruna (*Psychotria viridis*) que contiene un alcaloide derivado de la triptamina.[76, 77, 454, 466, 615] Se ha usado para aliviar los síntomas de la enfermedad de Parkinson y otros trastornos neurodegenerativos.[163, 484, 586]

Desde principios del siglo XX su consumo forma parte también de las ceremonias de congregaciones religiosas en Brasil, si bien en las últimas décadas se han ido conformando grupos adscritos a estos rituales por todo el mundo. Sin embargo, el consumo de plantas fuera del contexto particular en los países de origen están penados por la ley.[466]

FUNDAMENTOS

Ayahuasca significa 'liana amarga' (*ayac*: amargo; *huasca*: liana) y hace diez mil años los indígenas la consumen para tomar decisiones, para curar, para resolver conflictos familiares o tribales, etc. La mezclan con hojas de tabaco (*Nicotiana tabacum y Nicotiana rustica*), guayusa, una especie de acebo (*Ilex guayasa*) parecido al mate (para contrarrestar su sabor amargo y prevenir la resaca), chiriguayusa y huanto (de la familia de las brugmansias).

La banisterina, además de en la banisteria, se encuentra en las hojas del tabaco (*Nicotiana tabacum*)[330] y es similar a la harmina, otro alcaloide IMAO) que se encuentra en la cáscara de las semillas de la Ruda siria o hármaga (*Peganum harmala*).

La ayahuasca tiene propiedades psicoterapéuticos se relacionan con su fuerte acción serotoninérgica y en los últimos años este brebaje se ha difundido entre legos y científicos occidentales y se le considera su enorme potencial como antidepresivo, ansiolítico, en trastornos de control de impulsos, para deshabituación de tóxicos, beneficios sobre el sueño REM, para explorar el subconsciente y otras aplicaciones en el campo de la Psiquiatría.[129, 163, 466]

DROGA PSICOACTIVA

La ayahuasca es psicoactiva y modifica el electroencefalograma.[456] Produce alteraciones perceptivas, afectivas, cognitivas y somáticas junto a una sensación agradable y satisfactoria.[455] Provoca una especie de ensoñación durante 1-2 horas, con plena consciencia del contenido de imágenes y emociones por lo que se propugna su uso en psicoterapia para "abrir" el subconsciente.

En un estudio con 25 personas realizado antes de la ingesta de ayahuesca y 24 horas después se comprobó que se reducía el procesamiento crítico de experiencias y se aumentaba la concentración interna acercándose a situaciones de plena autoconciencia.[529]

ESTADO ANÍMICO

En una revisión bibliográfica de 514 trabajos se seleccionaron 21 que reunían criterios válidos que demostraron en animales y humanos que la ayahuasca y sus varios componentes (harmina y harmalina) mejoraban claramente la ansiedad y la depresión.[129]

En otro estudio se administró el conjunto de la bebida ayahuasca (con banisterina y las otras plantas) a ratas en las que se comprobó que aumentaba la tasa de utilización de monoaminas en la amígdala.[110] Y en ratas hembra se ha comprobado que la ayahuasca produce una mayor activación neuronal en las áreas cerebrales serotoninérgicas y se comprobó su efecto antidepresivo.[430]

En ratas se ha comprobado que la ayahuasca administrada durante 30 días interfiere con la asociación contextual de sucesos emocionales en relación con la activación de las áreas cerebrales involucradas en estos procesos.[148]

CULTIVOS CELULARES

Los informes de que pacientes de Parkinson mejoraban con extracto de banisteria llevó a probar su eficacia en cultivos celulares y se demostró una inhibición de la MAO-A (y, menor, de la MAO-B) junto a un aumento en la liberación de dopamina en partes del estriado de ratas.[496]

MECANISMO DE ACCIÓN

Sus principales componentes se concentran en las ramas gruesas secas, y se identificaron mediante HPLC (cromatografía de alta resolución): algunos actúan como inhibidores de la MAO-A y MAO-B (harmina, harmalina y tetra-hidro-harmina) y otros destacan por su potente capacidad antioxidante (pro-antocianidinas, epicatequina y pro-cianidina).[483, 586] Se deduce que la banisteria puede ser útil para tratar la enfermedad de Parkinson y otras neurodegeneraciones.[483]

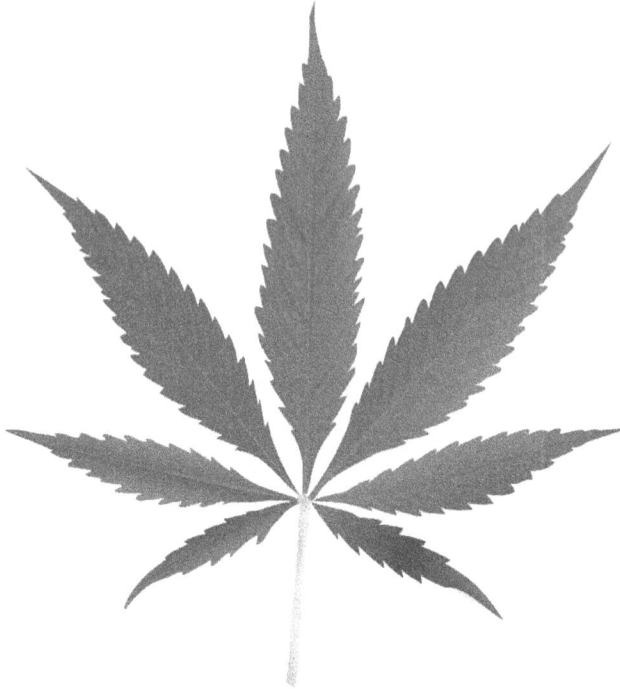

En el cáñamo (*Cannabis sativa*) hay ingredientes que mejoran a pacientes con movimientos anormales.

Se ha demostrado su utilidad en el temblor de la esclerosis múltiple, en los tics y en las distonias; los resultados son menos claros para mejorar la hipocinesia y rigidez.

El problema es la posibilidad de crear adicciones y las alteraciones de memoria o psicológicas.

Cannabis y marihuana

El cannabis y sus derivados actúan sobre el sistema dopaminérgico, tienen efecto antioxidante y evitan la liberación del glutamato en el estriado.[172] Por eso sugieren que podrían disminuir la progresión de la enfermedad de Parkinson y mejorar la calidad de vida de los pacientes.[85]

El cáñamo (*Cannabis sativa*) es una planta que se usa para hacer tejidos aunque algunas variedades son más ricas en sustancias psicoactivas (cannabinoides). La marihuana es una mezcla de sus hojas, tallos y flores que se mastica o fuma; su principal ingrediente, el tetrahidrocannabinol (THC), se concentra en el centro de las flores. El hachís, un extracto de la resina de la planta, tiene una concentración de THC ocho veces superior a la marihuana.

CANNABIS Y PARKINSON

Los cannabinoides modulan la dopamina cerebral y la actividad motora en varios sentidos (pueden disminuirla lo que beneficia el temblor y las discinesias o pueden provocar hipocinesia).

Estos efectos hace que los cannabinoides (o sus antagonistas selectivos, según los casos) puede ser útil para tratar diversos síntomas de la enfermedad de Parkinson y otros trastornos del movimiento.[84, 85, 387, 471, 500, 511]

FUNDAMENTOS

La marihuana no produce adicción física y su abandono no produce síndrome de abstinencia, pero provoca dependencia psicológica. Produce efectos en dos fases: primero, estimulación, mareo y euforia; y después, sedación y una plácida tranquilidad. Hay cambios de humor y se altera la percepción del tiempo, del espacio y de las dimensiones del propio cuerpo. Otros efectos son negativos: confusión, ataques de ansiedad, miedo, sensación de desamparo y desinhibición o pérdida de autocontrol.

SISTEMA CANNABINOIDE EN EL CEREBRO

Al igual que existe un sistema dopaminérgico o colinérgico nuestro cerebro dispone de un sistema cannabinérgico, que funciona con sustancias parecidas al cannabis (cannabinoides).[405, 457] que actúa sobre el movimiento, la memoria, el dolor y la contracción muscular.[139]

Los cannabinoides modulan a los otros neurotransmisores de los ganglios de la base: son gabaérgicos (acción inhibidora), actúan sobre la absorción de dopamina.[90, 387] e inhiben el glutamato (que es tóxico, por lo que son neuroprotectores).[336] Igual que el organismo produce sus propias "morfinas" (endorfinas), también dispone de "endocannabioides" (sustancias cerebrales con efecto similar a la marihuana)[139, 414] como la anandamida que en sánscrito, significa "felicidad interna", aludiendo al bienestar que produce.[591]

El tetra-hidro-cannabinol de la marihuana activa receptores cannabinoides centrales y periféricos y también receptores cerebrales de dopamina (que ponen en marcha en el sistema límbico respuestas cerebrales de «recompensa»). Los cannabinoides, sean propios o exógenos, activan el sistema mesolímbico dopaminérgico.[18] Produce cambios cognitivos, de la memoria y de la percepción,[147] relajación y sensación de bienestar[403]; también modula los centros del apetito y del vómito, tiene efecto analgésico,[457] modifica las respuestas inmune e inflamatoria y el rendimiento motor (generalmente disminuye la motilidad pero los efectos pueden ser bifásicos).[90]

MARIHUANA EN FARMACIAS

El descubriendo de que nuestro cuerpo produce sus propios cannabinoides abre nuevos horizontes terapéuticos. La cannabis y sus derivados se usan en pacientes con quimioterapia (alivia las náuseas), dolores crónicos,[457] en enfermedades inmunes, en migraña,[480] epilepsia y esclerosis múltiple.[361]

Desde 1985 existe un medicamento, el marinol, derivado sintético del tetrahidrocanabinol, que se usa contra las náuseas y anorexia en pacientes oncológicos. En Holanda, desde el verano de 2003, la marihuana se dispensa en las farmacias. La novedad es un preparado farmacéutico derivado del cannabis que se administra como spray o pulverizador bucal. Contiene tetrahidrocannabinol y cannabidiol que pasan a la sangre desde la mucosa bucal. Su nombre comercial es Sativex y ya se comercializa en España, aunque es caro y requiere receta oficial de estupefacientes. También en varios países de Europa, en Australia, Méjico, Colombia e Israel. El Sativex se ha empleado con éxito para controlar la distonía tardía (AGUILAR 2016).

Actualmente, en vez de marihuana o cannabis debemos hablar de cannabinérgicos que están ampliando los tratamientos en el campo del dolor, la inmunosupresión, la sedación, la neuroprotección[362] y los trastornos del movimiento[125, 336, 432] incluyendo distonías[3] y enfermedad de Parkinson.[182]

TRASTORNOS SUEÑO REM Y DISCINESIAS

El cannabidiol (el principal componente sin efecto psicotropo de la cannabis) mejoró Los trastornos de conducta asociados al sueño REM en cuatro pacientes.[84]   En varios estudios los derivados de la cannabis resultaron eficaces en el tratamiento de las discinesias por levodopa, de los tics, del temblor y de ciertos tipos de distonías.[3, 26, 85, 387] También modulan los estados emocionales y sería una innovativa terapia contra la ansiedad.[258, 360]

Las discinesias por levodopa mejoran en ratas tratadas con marihuana[509] o hachís. Esas discinesias se deben a la hiperactividad de la parte lateral del globus pallidus y al tomar marihuana (o un agonista sintético como el nabilone) se estimulan allí los receptores cannabinoides lo que aumenta la transmisión del GABA (inhibidor) y se frenan las indeseables discinesias. [509]

En parkinsonianos podría emplearse la metanandamida, un análogo al endocannaboide anandamina de acción más rápida (10 minutos) y duradera (más de tres horas)[471] por lo que serviría para controlar las discinesias y movimientos coreiformes por levodopoterapia crónica.[60, 471]

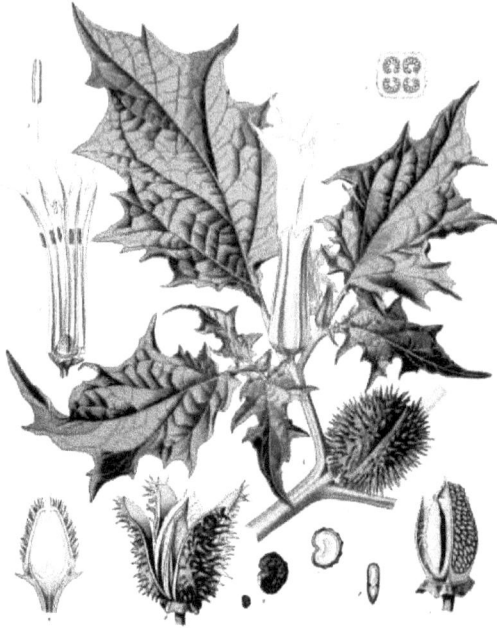

Otras plantas que influyen en síntomas de párkinson:

Centella asiática, Kampo hierba, Galanto, Cornezuelo, Pimienta del monje, Hipérico, Beleño, Estramonio...

Muchas están contraindicadas y algunas pueden empeorar la enfermedad de Parkinson.

Otras plantas

Hay muchas plantas que no tienen efecto directo sobre la enfermedad de Parkinson pero pueden influir sobre síntomas menores pero frecuentes: ansiedad, depresión, insomnio, estreñimiento, conducta sexual (desde pérdida de libido a hipersexualidad), fallos de memoria, etc. Aquí sólo cito las más usadas y otras de carácter histórico.

CENTELLA ASIÁTICA

La centella asiática (*Gotu kola*) es una planta hindú utilizada como tónico y estimulante nervioso, a la vez que sosiega y se le atribuyen propiedades rejuvenecedoras y de mejorar la inteligencia. Los estudios en ratas confirman que es un buen antioxidante y que mejora la cognición.[574]

Un componente principal de la centella asiática, el madecasósido, por infusión gástrica en ratas parkinsonizadas con MPTP, previene las lesiones nigroestriadas, la depleción de dopamina y los trastornos motores.[604]

KAMPO HIERBA

Se llama kampo a unas hierbas japonesas de las que se emplean como curativas más de dieciséis variedades. Una variedad de Kampo (*kami-shoyo-san*) mejora el temblor del parkinsonismo yatrógeno en dos tercios de los pacientes.[226] Por la diversidad de especies, dosis y efectos no la recomendamos.

GALANTO O CAMPANILLA BLANCA

En la Odisea, la hechicera Circe envenena a los compañeros de Ulises con una planta que les hace perder la memoria y provoca alucinaciones (creían haberse convertido en cerdos).

Probablemente sería el estramonio, ya conocido por los griegos, que contiene anticolinérgicos que provocan esos síntomas. A Ulises no le afecta porque los dioses le dan un antídoto que se supone sería el galanto o campanilla blanca (*Galantus nivalis*),[433] una planta bulbosa que contiene galantamina, una sustancia con efectos contrarios porque es colinérgica, y que ahora se prescribe en demencias.

El extracto de galanto, o la galantamina, puede ser útil para los parkinsonianos si les falla la memoria.[145, 183, 273, 472]

CORNEZUELO DEL CENTENO

Varios agonistas dopaminérgicos como la bromocriptina (Parlodel), pergolide (Pharken) o cabergolina (Sogilen) se obtienen del cornezuelo del centeno (*Claviceps purpurea*), un hongo que parasita los cereales.

En la Edad Media había frecuentes intoxicaciones en los que comían trigo, cebada o centeno colonizados por el cornezuelo, químicamente parecido al ácido lisérgico (LSD) y produce alucinaciones y trastornos de comportamiento. Estas psicosis fueron catalogadas de brujería.[73]

Hay tinturas de cornezuelo que contienen los alcaloides ergóticos, muy tóxicos, que desaconsejamos completamente. Antiguamente se usaron para favorecer el parto, contra desarreglos menstruales, hemorragias y jaqueca. Los ergóticos (ergolinas y ergopeptinas) actúan sobre las vías de dopamina cerebrales por lo que siguen buscándose derivados útiles en el Parkinson, como los actuales agonistas dopaminérgicos y otros que cabe esperar en el futuro.

PIMIENTA DEL MONJE

El adjetivo *castus* (casto) alude a que calma la pasión sexual: *Vites agnus castus* es el nombre científico de la "pimienta del monje" que se usaba en los monasterios para mantener controlados los impulsos libidinosos de los del convento.

La pimienta del monje es un arbusto mediterráneo y asiático, de flores rosas o lilas y pequeñas bayas que se usan médicamente desde hace dos mil años, especialmente en enfermedades de la mujer (problemas menstruales, infertilidad, menopausia) por ser un estabilizador hormonal que modula la progesterona y la prolactina.[181, 231, 366, 522]

Inhibe la prolactina porque sus componentes son dopaminérgicps en receptores D2 (los más eficaces para la motilidad)[231, 364] por lo que se investiga para el Parkinson.

HIPÉRICO O HIERBA DE SAN JUAN

El *Hypericum perforatum* (conocido como hipérico, hierba de san Juan, corazoncillo, hierba militar o hierba de las heridas) es una planta perenne muy usada contra la depresión pero potencialmente peligrosa. Contiene hiperforina, una sustancia que inhibe la recaptación de serotonina, noradrenalina y dopamina.

Se ha demostrado su efecto antidepresivo[76, 294, 334, 495] y, en teoría, podría subir el ánimo de los parkinsonianos. Recientemente se muestra su eficacia como nootropo y neuroprotector en enfermedades degenerativas.[173] Además, en ratas intoxicadas con rotenona el tratamiento con hipérico enriquecido con hiperforina redujo la mortalidad de neuronas dopaminérgicas y los síntomas parkinsonoides.[173]

La hierba de San Juan baja el nivel en sangre de amitriptilina, warfarina, digoxina, teofilina y ciclosporina. Da problemas al mezclarlo con anticonceptivos (metrorragias), antidiarréicos (delirio con loperamida) o antidepresivos (síndrome serotoninérgico con sertralina o paroxetina)[202, 227, 335]

La Agencia española del medicamento[631] la desaconseja por efectos secundarios y riesgo de interacciones.

BELEÑO

El beleño (*Hyosciamus niger*) es una planta solanácea que contiene varios alcaloides (atropina, hioscinamina y escopolamina) de propiedades anticolinérgicas. Por eso se ha usado para los cólicos (es espasmolítico) y contra los temblores, incluyendo los de la enfermedad de Parkinson.

No debe usarse porque esas sustancias son muy peligrosas y su proporción cambia según la variedad de la planta y el modo en que se comercializa: como hojas secas y, lo que es aún más peligrosos como extracto de sus semillas.

ESTRAMONIO

El estramonio es otra solanácea (*Datura stramonium*) de rápido desarrollo. El aroma de sus flores contrasta con el olor nauseabundo de las hojas que, como las semillas, son narcóticas y antiespasmódicas.

Contienen alcaloides como la atropina, hiosciamina y escopolamina, con efecto anticolinérgico (como el Artane o Akinetón). Sus efectos son como los de la belladona pero más tóxicos: trastorna la memoria, puede producir confusión y hasta la muerte si hay errores de dosis. Prohibido.

HIERBAS QUE PRODUCEN PARKINSON

Algunas plantas son neurotóxicas y se han relacionado con el desarrollo de la enfermedad de Parkinosn y otros procesos neurodegenerativos.[76]

ALELOPATÍA

Las plantas deben disputar su terreno con las que le rodean, y para ello secretan tóxicos que atacan a sus vecinas: alelopatía es el nombre de ese fenómeno.

La cica y plantas afines (*Cycadaceae*) crecen en áreas tropicales, con forma de palmera, aunque filogenéticamente distantes. En la isla de Guam y otras del Pacífico hay enfermedades neurodegenerativas que cursan con parkinsonismo y signos de neurona motora y que se relacionan con la ingestión de semillas de cica (*Cyca circinalis* y *Cyca rumphii*).[76] Otros piensan que la ingestión es indirecta, porque los indios chamorro comen (cocidos en leche de coco) los murciélagos que se alimentan de cica.[104, 621]

En las Antillas francesas hay frecuentes parkinsonismos atípicos que se relacionan con el consumo de varios frutos tropicales que contienen alcaloides neurotóxicos.[72]

El parkinsoniano evitará también el Kava-kava (*Piper methysticum*) que se usa como sedante. El kava interacciona con benzodiacepinas como alprazolam (puede provocar situación de semicoma), aumenta los periodos *off* del Parkinson[227] e induce discinesias buco-linguales y tortícolis.[491]

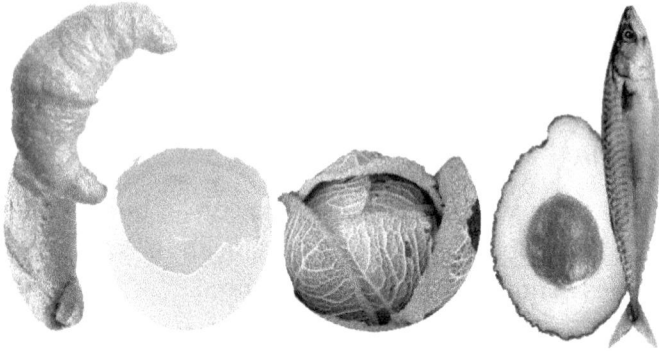

Alimento y **nutriente** son términos muy parecidos, pero el término nutriente es más científico y tienen un sentido más amplio.

Hay nutrientes no energéticos (las vitaminas y minerales) y nutrientes propiamente dichos que, además, aportan energía.

III. Nutrientes

Cada vez hay más publicidad de nutrientes contra el Parkinson y el envejecimiento, sobre todo en Internet. Algunos de esos productos "milagrosos" pueden ayudar (un poco); la mayoría ni curan ni dañan y los hay incluso peligrosos. Se basan en la sospecha, creíble pero no probada, de que en el Parkinson y en otras neurodegeneraciones está implicado algún déficit (o exceso) de sustancias necesarias para el metabolismo celular.[244]

Alimento y nutriente son términos muy parecidos, pero el término nutriente es más científico y tienen un sentido más amplio. Hay nutrientes no energéticos (las vitaminas y minerales) y nutrientes propiamente dichos que, además, aportan energía.

Las vitaminas y sustancias parecidas (vitaminoides) pueden estar relacionadas con el Parkinson. Ninguna vitamina por sí sola ha demostrado eficacia para prevenir o aliviar la enfermedad de Parkinson aunque algunas combinaciones con varias de ellas pueden tener algún efecto.

Los vitaminoides (falsas vitaminas) son sustancias de acción similar a las vitaminas, con la diferencia de que el organismo las sintetiza. El ácido fólico es en realidad un vitaminoide. Otros importantes para la enfermedad de Parkinson son la coenzima Q10 y los flavonoides.

Entre los nutrientes energéticos citaremos los ácidos grasos esenciales y los nutrientes del mar. En otro libro[178] detallo extensamente otras vitaminas y nutrientes, y aquí sólo describiré cinco apartados relevantes: multivitaminas, ácido fólico, coenzima Q10, omega 3 y polifenoles.

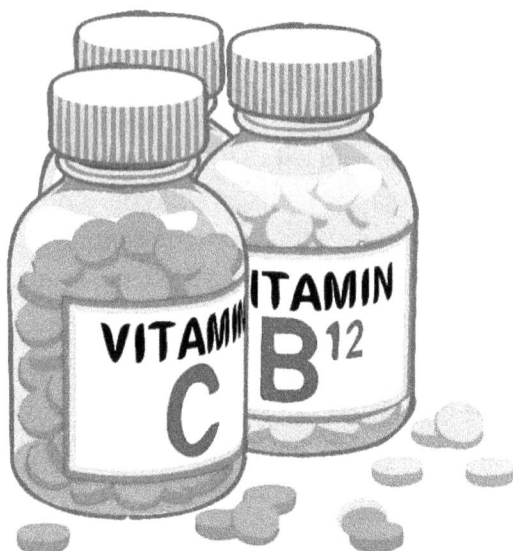

Ninguna **vitamina** o **nutriente** evita la enfermedad de Parkinson, pero algunas combinaciones de ellos retrasan la evolución por su efecto antioxidante.

Los tratados con levodopa deberían tomar ácido fólico para rebajar la homocisteína en sangre.

En animales se aprecian algunos beneficios con Coenzima Q10, flavonoides, resveratrol, ácidos grasos esenciales y nutrientes del mar.

Multivitaminas

Los que toman preparados multivitamínicos tienen menos riesgo de Parkinson y, si llegan a sufrirlo, los síntomas aparecen tres años después.[322] El estudio, publicado en *Neurology*, se hizo en 203 parejas de gemelos por lo que la herencia es la misma. En los casos en que los dos hermanos llegaron a padecer la enfermedad de Parkinson, el que tomaba vitaminas notó los síntomas más tarde (3.2 años de retraso en promedio).[322]

No se pudo distinguir el efecto de una u otra vitamina pero sí que tomaban varias de ellas, especialmente E, C y A. Esto puede deberse a su acción antioxidante, que no evita la aparición de la enfermedad pero sí retrasan su inicio en varios años.[322]

Algunos gobiernos (como el israelí) sugieren prevenir deficiencias dando a todas las personas mayores un suplemento estandarizado[130] con las dosis mínimas indispensables de vitaminas y minerales.

Ácido fólico

Todos los parkinsonianos tratados con levodopa deberían tomar ácido fólico para bajar la homocisteína en sangre.

Tener elevada la homocisteína en sangre es un factor de riesgo para la enfermedad de Parkinson[386, 610] y otras neurodegenerativas, para trastornos cardiovasculares y para el embarazo.[204] Dar suplementos de ácido fólico a los parkinsonianos contrarrestra a la peligrosa homocisteína y es una medida barata y muy recomendable.[351, 370, 385]

En el adulto el ácido fólico es neuroprotector, previene el envejecimiento fisiológico[345, 347, 349, 350] y disminuye el riesgo de Parkinson.[132, 351] A las embarazadas, a las personas mayores y a los parkinsonianos tratados con levodopa se les debería dar suplementos de ácido fólico.[350, 386]

FUNDAMENTOS

Se llama fólico por encontrarse principalmente en las hojas de los vegetales (en latín folia significa hoja) y también abunda en los frutos secos. El ácido fólico es imprescindible en los procesos de división y multiplicación celular, las necesidades aumentan durante el embarazo (desarrollo del feto). Por este motivo se prescribe de forma preventiva a las embarazadas. Las personas mayores suelen tener elevada la homocisteína en sangre que puede disminuirse con suplementos de ácido fólico.[450]

Es necesario para el metabolismo de los ácidos nucleicos y la formación de hemoglobina pero el ácido fólico tiene otra función importantísima: retirar de la sangre la homocisteína, una sustancia que aumenta el riesgo de tratornos cardiovasculares, demencia vascular e ictus,[347, 626] y también de Parkinson, depresión, enfermedades psiquiátricas[351] e incluso algunos cánceres.[350]

LA PELIGROSA HOMOCISTEÍNA

En los parkinsonianos aumenta la homocisteína en sangre,[70, 219, 386, 629] hasta un 30 % más,[127] y la homocisteína sube conforme aumenta la edad y la duración de la enfermedad.

En los parkinsonianos deprimidos y en los tratados con levodopa el aumento de homocisteína es aún mayor y tienen además bajos los niveles de fólico.[560] Ese aumento de homocisteína en los que toman levodopa es menor si ésta se combine con entacapone (como en el Stalevo)[569] pero han encontrado que el ácido láctico baja aún más.[559] Y si coinciden homocisteína alta y fólico bajo se favorece la neurodegeneración.

DETERIORO COGNITIVO

Aunque algunos no encuentran relación entre homocisteína y deterioro cognitivo en parkinsonianos[70, 465] otros sí. La elevación de homocisteína suele relacionarse con mayor riesgo de demencia.[48, 94, 338, 628]

Una forma simple de bajar la homocisteína es dar ácido fólico que además previene problemas cardiovasculares. La conclusión es clara: hay que dar fólico a los parkinsonianos tratados con levodopa.[127]

NEUROPATÍA ASOCIADA A LEVODOPA

La neuropatía es una complicación de la levodopoterapia, relativamente frecuente aunque habitualmente moderada, que se relaciona con el aumento de homocisteína[83] y más aún cuando ese incremento coincide con una disminución de niveles de ácido láctico.[444]

EN MODELOS ANIMALES DE PARKINSON

Los ratones parkinsonizados con MPTP hacen menos lesiones dopaminérgicas si se les dio antes fólico.[132]

Hay un modelo de parkinsonismo genético en la mosca del vinagre a la que se le modifica el gen un alelo de parkina, park (c00062); esa mutación hace que la mosca sufra alteraciones del desarrollo, con menor tamaño, mortalidad elevada, trastornos para moverse, y defectos en la respiración mitocondrial y metabolismo celular. Pues bien, todas esas anomalías son mucho menores si se les da suplementos de ácido fólico. Se deduce que añadir fólico a la dieta puede prevenir en parte las enfermedades neurodegenerativas.[536, 537]

Coenzima Q-10

En la sangre de los pacientes de Parkinson el Coenzima Q10 está bajo[372] y hay estudios que demuestran que mejoran cuando lo toman en periodos cortos y largos.[497, 611] Más aún, mejoran más los pacientes que antes más bajos tenían los niveles plasmáticos de Q10.[497]

En modelos animales y estudios celulares de Parkinson también se demuestra que el Q10 es neuroprotector.

El coenzima Q10 es un vitaminoide liposoluble de casi todas las células del organismo (está por todas partes, es ubícuo: ubiquinona se le llama también). Interviene en procesos clave de producción de energía intracelular, y también es antioxidante. Abunda en vísceras, ternera, sardinas, caballa y cacahuetes.[304]

Como el Coenzima Q-10 es esencial para el buen funcionamiento de todas las células no es extraño que se indique para muchas enfermedades: insuficiencia cardiaca congestiva, coronariopatías, hipertensión arterial.[282, 283, 304]

FUNDAMENTOS

El Coenzima Q10 como antioxidante y eliminador de radicales libres es mucho más eficaz que la vitamina E. El Q10 disminuye con la edad: después de los 20 años bajan los niveles de coenzima Q-10 y por eso se usan los suplementos para atenuar los efectos del envejecimiento y contra enfermedades neurodegenerativas como párkinson y otras.[158, 159, 304, 515]

EL Q10 MEJORA PARKINSONIANOS

Aunque los valores medios de Q10 son amplios y difíciles de definir, en los parkinsonianos hay déficit de Q10.[372] La coenzima Q10 atenúa la progresión de la enfermedad de Parkinson: en un ensayo se usaron dosis de 300, 600 y 1200 mg/día. Después de 16 meses los resultados son positivos en los que toman CoQ10, se evidencia que de retrasa el declinar funcional y mejoraron más los que más dosis recibieron.[516]

En un estudio en 16 parkinsonianos en fases iniciales[497] se les administró durante dos semanas Coenzima Q10 en dosis altas (400, 800, 1200 y 2400 mg/día) que fueron bien toleradas y se obtuvo una mejoría clínica significativa: UPDRS bajó de 37 a 27 en promedio. Significativamente, los pacientes que más mejoraron fueron los que tenían previamente bajos niveles de Q10 en sangre.[497]

En otro reciente estudio a largo plazo, aleatorio, doble ciego, controlado con placebo, en 40 parkinsonianos.[611] Se dividieron en dos grupos: En el

A los pacientes ya tenían fenómenos de fin de dosis ("wearing off") y se les controló durante 48 semanas. Los del B eran pacientes en fases iniciales, todavía sin levodopa (con o sin agonistas) y se les siguió durante 96 semanas. En ambos grupos a una parte se les dio placebo y a otros se les administró Q10 (su forma reducida, ubiquinol-19), 300 mg/día.

En tan largo periodo de control (casi 2 y 4 años) la evolución natural sería hacia el empeoramiento. Al final del estudio, en el grupo B (párkinson en estadios iniciales) empeoraron los del grupo placebo (UPDRS +5.1) y también los que habían tomado Q10 (UPDRS +3.9). En el grupo A, los parkinsonianos que ya sufrían "wearing off", empeoraron los de placebo (UPDRS +2.9) mientras que los que tomaron Q10 mejoraron: UPDRS disminuyó en más de 4 puntos (-4.2+/-8.2) después de las 48 semanas.

Este estudio demuestra que el Coenzima Q10 produce una clara mejoría a largo plazo en un tipo de pacientes con enfermedad de Parkinson, los que ya sufren fenómeno de fin. Además es seguro y bien tolerado.[611]

Otros estudios confirman la buena tolerancia del Coenzima Q10 pero no confirman la eficacia clínica. Parkinson Study Group 2014 (208 colaboradores) dicen que Q10 no mejora aunque es seguro y bien tolerado.[420] En una revisión de 4 estudios seleccionados (aleatorios, doble ciego, controlados con placebo), con 452 pacientes que incluían criterios científicos, el tratamiento con Coenzima Q10 1200 mg/día durante 16 meses fue bien tolerado, la mejoría en las actividades de la vida diaria de la escala UPDRS fueron positivas, menos concluyentes en los otros apartados, y dicen que se necesitan más casos.[310]

EL Q10 EN MODELOS ANIMALES

Protege a los ratones parkinsonizados por MPTP o malonato[157, 159, 495] y a los modelos animales de esclerosis lateral amiotrófica.[341]

En ratones con modelo subcrónico de parkinsonismo por MPTP produce un proceso continuado de degeneración nigroestriada (pérdida de neuronas y disminución de dopamina) que puede ser detenido si en el agua de bebida se les administra Q10 (como Ubiso-Q10, una forma nanomicelar de mayor disponibilidad cerebral).[510]

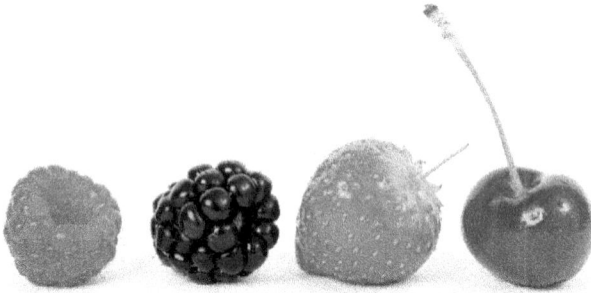

Los **flavonoides** (polifenoles) son pigmentos de los frutos y plantas, antioxidantes, muy beneficiosos en enfermedad de Parkinson y otras neurodegeneraciones.

Del rojo al azul van las antocianidinas de frambuesa, moras, fresas, cerezas, arándanos...

La naringina está en los cítricos y protege la *substantia nigra* en animales "parkinsonizados" con tóxicos.

Flavonoides

Los flavonoides (una variedad de polifenoles) se encuentran en frutas y vegetales, y también en el vino, el té y el chocolate. En el cuerpo humano estos compuestos fermentan activados por las bacterias que habitan en nuestro sistema digestivo, creando metabolitos que pueden ser beneficiosos en el Parkinson y otras enfermedades neurodegenerativas por su poder antioxidante y por otros mecanismos que protegen a las neuronas[225]: actúan sobre las funciones mitocondriales y los mecanismos de la neuroinflamación, limitan el depósito de agregados de proteínas y activan la apoptosis.[236]

Al hablar del té verde y chocolate comentamos que muchas de sus propiedades derivan de su contenido en polifenoles y en concreto de flavonoides. Otras importantes fuentes de polifenoles son las bayas, té negro, cerveza, uvas (y el vino), brócoli, granadas, nueces, cacahuete, aceite de oliva, soja, yerba mate, y otras frutas y vegetales. Los más elevados niveles de polifenoles se encuentran generalmente en la cáscara de las frutas por lo que se asimilan más cuando se toman sin pelar.

Sólo las plantas (y algunas algas) tienen flavonoides, sustancias químicas con más de un grupo fenol por molécula que en realidad son pigmentos que colorean sus flores (para atraer a los polinizadores) y sus frutos (para que los animales, al comerlos, dispersen sus semillas). Esos colores en las plantas carnívoras atraen a las presas. Los flavonoides también sirven a las plantas para protegerse de la radiación ultravioleta intensa, y para rechazar a los animales herbívoros con su desagradable sabor.

FUNDAMENTOS

Flavus significa amarillo en latín, pero los flavonoides también toman otros colores en las plantas: las yemas son rojizas, como las hojas en otoño, y según el terreno viran al violeta azul (si es alcalino) o al violeta (cuando es neutro).

Hay más de 600 flavonoides principales (y se conocen por ahora otros 9.000) , sólo se encuentran en frutos y vegetales, y la mayoría son muy saludables para el hombre. Respecto a la enfermedad de Parkinson destacamos aquí las antocianinas, naringina y nobiletina.

ANTOCIANIDINA

Las antocianinas son pigmentos que se encuentran en frutas que van del rojo al azul o morado: arándanos, frambuesas, moras, cerezas, uvas, ciruelas.

Un extracto de moras rico en antocianinas ha resultado neuroprotector en cultivos celulares y en modelos animales de Parkinson. Aplicado preventivamente en células SH-SY5Y alteradas con 6-OHDA previene las lesiones de neuronas dopaminérgicas. Y en ratones parkinsonizados de modo subagudo con MPTP, el extracto de moras (alcohol al 70%) como tratamiento previo disminuyó la hipocinesia y los efectos dañinos en neuronas nigroestriadas.[267]

En otro ensayo con modelos celulares de Parkinson se comparó la capacidad neuroprotectora de extractos de varios frutos ricos en antocianinas y proantocianidinas o en otros polifenoles. Se observó que los extractos de arándanos, grosellas negras, moras y semillas de uva protegían a las células de los efectos neurotóxicos de la rotenona. Se deduce que las antoaninas pueden representar una nueva generación de drogas bioactivas para mejorar para prevenir o tratar la enfermedad de Parkinson[539, 236] y otras neurodegeneraciones.[236, 528]

NARINGINA Y NOBILETINA

La naringina, una flavonona de los cítricos (pomelo) y de algunas uvas es neuroprotectora en modelos animales de Parkinson previniendo las lesiones en ratones por 6-OHDA,[266] y en cultivos celulares.[249, 298] La naringina activa la producción de factores neurotróficos e inhibe la neuroinflamación por lo que se supone que es un producto natural neuroprotector del sistema dopaminérgico nigroestriatal.[298]

La nobiletina, un flavonoide de la mandarina es neuroprotectora en modelos animales de Parkinson previniendo las lesiones en ratas producidas por MPP+ (metilfenilpiridínico).[237] En ratones parkinsonizados por MPTP la nobiletina mejora los trastornos motores y el déficit cogntivio.[605]

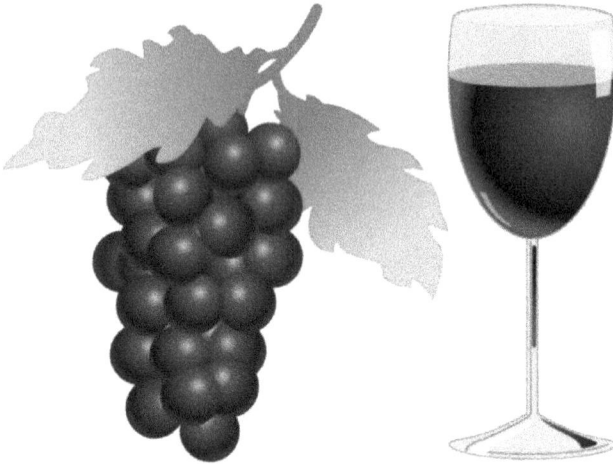

El *resveratrol* está en la piel de la uva tinta y en el vino. Activa la sirtuína, una enzima que actúa sobre los genes y prolonga la vida en animales de laboratorio.

Es antioxidante y previene las lesiones de neuronas en animales "parkinsonizados" con tóxicos.

En humanos no hay evidencias suficientes.

Resveratrol

Hay una enzima que aumenta la vida, la sirtuína. Está en nuestras células, en las de otros animales y plantas, y también en bacterias y levaduras.

Activando la sirtuína con resveratrol (un polifenol de la uva tinta y de otras bayas) el Dr. Sinclair consiguió en 2003 prolongar un 70 % la vida de las levaduras. Eso equivale a que nuestra expectativa de vida pase ¡de 85 a 144 años! No lo dijo un charlatán en una feria, sino un científico de Harvard que lo publicó en la prestigiosa revista *Nature*.[218]

El párkinson, como otras neurodegeneraciones, está ligado a la longevidad y a los procesos de envejecimiento por lo que el resverastrol, al activar la sirtuína y aumentar los años de vida podría combatirlo, y además aparecía también como una panacea contra Azheimer, Huntington, etc.

Entonces el biólogo Sinclair fundó los laboratorios Sirtris enfocados a desarrollar activadores de las sirtuína que prolongan la vida. La farmacéutica Glaxo pagó 720 millones de dólares para adquirir lo que en prensa se presentó como una moderna fuente de la juventud. Laboratorios rivales pusieron en duda esos efectos.

La biodisponibilidad del resverastrol es baja y sus efectos farmacológicos no resultaron ser comercialmente viables, pero su descubrimiento condujo a desarrollar otro tipo de activadores de genes SIRT. Después de debates científicos se llegó a la conclusión de que las conclusiones originales eran ciertas y que el resveratrol y otros compuestos sintéticos activan la sirtuína 1. En 2014 dos compuestos (SRT1720 y

SRT2014) demostraron que aumentaban la salud y la prolongan la vida de los ratones en una dieta standard.[374]

FUNDAMENTOS

El resveratrol es un polifenol no flavonoide (fitoalexina) presente en la piel de la uva tinta, de arándanos, frambuesas, moras, y también en el vino. Las sirtuínas son enzimas con acción epigenética que regulan la longevidad como se ha demostrado en levaduras, gusanos y moscas. El resveratrol es capaz de activar las sirtuínas[220] por lo que aumenta la longevidad y protege de las enfermedades neurodegenerativas (Parkinson, Alzheimer, Huntington, ELA).[113, 220, 552]

EN MODELOS ANIMALES

Dando reverastrol (50 y 100 mg/kg/día) durante una o dos semanas a ratones a los que luego se parkinsoniza con MPTP intraperitoneal se previene la depleción de dopamina estriatal y disminuye el daño a las neuronas nigroestriadas.[50] También el resverastrol proge a las ratas parkinsonizadas con 6-OHDA de las mismas lesiones en neuronas dopaminérgicas.[585]

El tratamiento previo con resveratrol en ratones parkisonizados con MPTP protege de las lesiones de neuronas dopaminérgicas de la *substantia nigra* y de la depleción de dopamina.[20] Igualmente, en modelo de parkinson en ratones con MPTP una administración intranasal. Los ratones a los que se les administró durante 15 días resveratrol (en nanopartículas vía intraperitoneal) quedaron protegidos de los cambios neuroquímicos y de las alteraciones de comportamiento.[106]

EN CULTIVOS CELULARES

El resveratrol y el oxi-resveratrol (de bayas diversas) dados como tratamiento previo y posterior en cultivos celulares de neuronas dopaminérgicas (de neuroblastoma SH-SY5Y) son neuroprotectores lo que se extrapola a que pueden serlo también en la enfermedad de Parkinson.[89]

MECANISMO DE ACCIÓN

El resverastrol actúa por sus propiedades antioxidantes, por su efecto anti-edad al activar sirtuínas, por acciones antinflamatorias en la microglía y porque se opone a las lesiones por acúmulo de alfa-sinucleína.

Hay estrecha relación entre el proceso de envejecimiento y la aparición de trastornos neurodegenerativos, especialmente Parkinson y Alzheimer. Un tratamiento ideal combinaría efecto anti-edad y neuroprotección. El resverastrol es un candidato adecuado por su baja toxicidad y sus propiedades antioxidantes y porque ha demostrado efecto anti-edad en ratas, levaduras, gusano Caernohabditis y mosca del vinagre (Drosophila) aunque los mecanismos deben clarificarse. Una hipótesis es que el resveratrol activa la Sirtuína 1 y modula otras proteínas.[113, 220, 413]

El resveratrol activa las sirtuinas, unas proteínas con acción epigenética que modula la embriogénesis, la neurodegeneración y otros procesos metabólicos.[14, 15]

También, la sirtruína 1 interviene en los procesos de plasticidad neuronal y la formación de memorias por un mecanismo de activación epigenética. Eso se ha demostrado en ratones transgénicos que no expresan la proteína SIRT 1 en el tejido cerebral y da como resultado una mengua de neuronas en el hipocampo (tan importante para la memoria) y graves fallos para pruebas de aprendizaje que requieren memoria.[169]

En la *substantia nigra* de paciente de Parkinson se ha observado reacciones de la microglia de tipo inflamatorio.[594] El resveratrol tiene efectos neuroprotectores en modelos animales de Parkinson: en ratas inoculadas con 6-OHDA lo que se relaciona con que reduce la reacción inflamatoria de la microglía.[243, 619]

En modelos transgénicos en moscas del vinagre (Drosophila) con parkinsonismo por acúmulo de alfa-sinucleína, se producen trastornos locomotores (problemas progresivos para saltar) pérdida de neuronas dopaminérgicas de la *substantia nigra*; al alimentarles con un extracto botánico que incluye uva (*Vitis vinifrera*) con resveratrol y otros polifenoles, mejora la movilidad (en los machos) y un aumento de la longevidad (en las hembras).[314]

EN HUMANOS SÓLO COMO SUPLEMENTO

Destacamos que los experimentos con resverastrol en animales o cultivos celulares se realizan en unas condiciones y unas dosis muy diferentes a las de personas que consumen el producto. Con los datos actuales el resverastrol no puede inducir en personas esos beneficios y sólo puede indicarse como suplemento dietético.

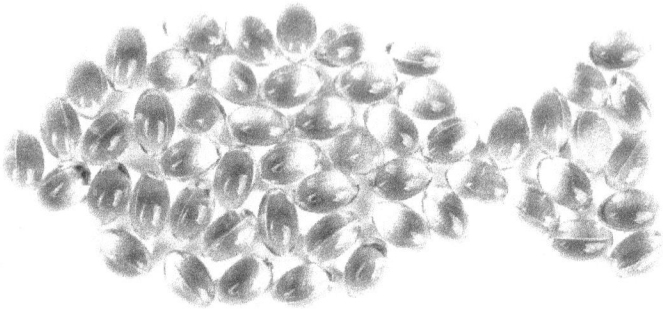

Los ácidos grasos esenciales (como Omega 3) son lípidos que no sintetizamos. Están en el pescado azul, aceite de linaza y suplementos.

Si faltan se dañan las neuronas.

Una dieta rica en omega-3 puede retrasar el comienzo o progresión de la enfermedad de Parkinson, de Alzheimer y otras neurodegenaciones

Ácidos grasos esenciales

Tomar Omega-3 no le va a quitar el temblor o la rigidez a un parkinsoniano, pero posiblemente sus síntomas serían menores o habrían aparecido después si hubiesen seguido dietas ricas en estos ácidos grasos esenciales.[253]

Si esos lípidos faltan en la dieta, se dañan las neuronas y el cerebro queda predispuesto al Parkinson, al Alzheimer y a todo lo que se relacione con envejecimiento. Se llaman esenciales porque no los puede sintetizar el organismo y hay que tomarlos con los alimentos (salmón, sardinas, atún, semillas de lino, etc.) o en suplementos.

Una alimentación rica en ácidos grasos omega-3 puede retrasar el comienzo o la progresión de estas enfermedades.[614]

FUNDAMENTOS

Los ácidos grasos esenciales son cruciales para los sistemas de neurotransmisión de monoaminas relacionados con procesos cognitivos y motores.[422] También modulan las respuestas inflamatorias crónicas que se activan con la edad y que perjudican a las neuronas y otras células favoreciendo las enfermedades neurodegenerativas. Por ello son muy beneficiosas para las personas de edad por lo que debe estimularse su consumo.[512, 557]

ESTUDIOS EN HUMANOS

Los que llevan dieta rica en ácidos grasos esenciales (omega-3, alfa-linoléico) sufren menos enfermedad de Parkinson según el meta-análisis de nueve estudios clínicos.[253] Asimismo, entre los agricultores expuestos a pesticidas (paraquat y rotenona) los que ingerían más omega-3 desarrollaron menos parkinsonismo.[253]

Los estudios epidemiológicos y de investigación indican que la ingestión de ácidos grasos omega-3 y sus derivados poli-insaturados mejora el sistema inmune, previene los procesos inflamatorios y las enfermedades cardiovasculares[35, 519, 545] y mejora las funciones cerebrales y de nervio periférico. En esquizofrénicos se han observado niveles bajos de ácidos omega-3 y algunos proponen suplementos dietéticos.[246]

En una reciente revisión de 21 estudios con seguimiento de 4438 casos durante muchos años (entre 2.1 y 21 años), el incremento de una ración de pescado por semana se asoció con menor riesgo de demencia y de deterioro cognitivo leve.[620]

MODELOS ANIMALES

En ratones parkinsonizados con 6-OHDA se produce una denervación estriatal y pérdida de neuronas dopaminérgicas de la *substantia nigra*. Tres semanas después se les administró una dieta enriquecida con DHA (ácido docosahexanoido) durante seis semanas, y se produjo un aumento de los niveles de dopamina en el estriado por lo que dedujeron que el DHA induce una reparación parcial.[103]

En ratas jóvenes con dieta escasa en linoléico y alfa-linoléico, se pierden neuronas dopaminérgicas en el mesencéfalo y muestra lesiones de estrés oxidativo en la *substantia nigra*, y eso es más aparente en la segunda generación.[74, 75, 422]

Hasta la leche viene ahora enriquecida con ácidos omega-3. Se refiere a que llevan ácidos grasos esenciales (como linoleico o alfa-linoleico)lx y sus derivados de cadena larga (PUFA en siglas inglesas) que son imprescindibles para que funcione la membrana neuronal.

El verdaderamente esencial en la dieta es el alfa-linoleico, imprescindible para formar los más complejos PUFA (poli-unsaturated fatty acids) o ácidos grasos poli-insaturados (araquidónico, eicosapenta-enoico y docosa-hexónico).[519] Los PUFA disminuyen con la edad, y más en párkinson o alzhéimer.

ACEITES DE LINAZA, PRÍMULA Y ONAGRA

Son aceites de plantas que contienen esos valiosos ácidos omega-3 (y otros parecidos, omega-6 y omega-9), de los que tan faltos están los parkinsonianos, y que son difíciles de encontrar en una alimentación normal. Hay que atender también a la proporción entre ellos.

En el aceite de linaza, obtenido de las semillas del lino, predomina el ácido alfa-linolénico (grupo omega-3) y en el aceite de onagra abunda el ácido gamma-linoleico (familia omega-6). Se venden cápsulas de aceite de prímula que incluyen los omega-3 y omega-6 con ácido oleico (omega-9).

Las dietas con aceite de prímula favorecen la conducción nerviosa en ratas con diabetes experimental.[199] En diabéticos mejoran las lesiones del sistema nervioso autónomo[514] que también está dañado en parkinsonianos por lo que les puede beneficiar. Lo que está por ver es el grado de eficacia real.

NUTRIENTES DEL MAR

Los océanos suministran nutrientes y materiales biomédicos con novedosas aplicaciones. Ya se comercializan productos marinos de todo tipo, desde concentrados de algas a lípidos de peces. La publicidad exagera pero lo que ofrecen al menos es saludable. Algunos ácidos grasos esenciales (omega-3) se encuentran en peces y otros organismos marinos.[519] Abundan en el "pescado azul", una clasificación no biológica sino nutricional: el que tiene más del 5 % de grasa, precisamente porque se mueve mucho. El pescado "blanco" es "sedentario" y menos nutritivo aunque era el recomendado en dietas anticuadas.

Los esquimales de Alaska tienen elevadas concentraciones plasmáticas de ácidos grasos polinsaturados omega-3 (hasta 10 veces más) y varían por zonas, en paralelo con el consumo de pescado y de mamíferos marinos.[418]

Hay concentrados de lípidos marinos que se anuncian (Super-EPA) como aceite de pescado purificado rico en ácidos grasos omega-3. Se publicitan como grasa "anti-obesidad" y ayudan a bajar el colesterol y los triglicéridos, reparan el daño tisular isquémico, mejoran la artritis e inflamación articular y protegen de la depresión, el alzhéimer y el párkinson.

Los ácidos grasos poli-insaturados n-3 de origen marino son neuroprotectores y producen beneficios cardiovasculares.[66, 67]

Lo último es el aceite de hígado de bacalao para embarazadas que quieran tener niños más listos. No es publicidad sino los resultados de un prestigioso estudio: el hígado de bacalao contiene ácidos grasos omega-3 de cadena larga y los hijos de los que la tomaron tenían un un cociente intelectual significativamente mayor (medido al cumplir los 4 años).[200]

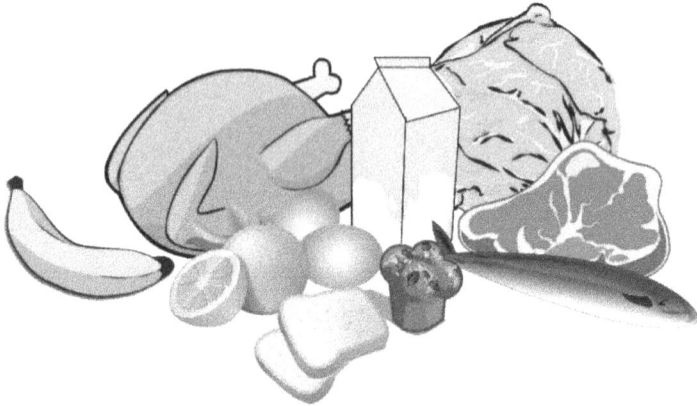

Un parkinsoniano debería seguir una ***dieta*** equilibrada, natural, hipocalorica, sin grasas animales, rica en carbohidratos, con proteínas desplazadas a la noche, con muchos líquidos y fibra.

En este capítulo comentamos varios tipos de dieta: *redistribución proteica, rica en carbohidratos, vegetariana, ayuno, dieta cruda, paleodieta*, etc.

IV. Dieta alimenticia

Hay personas lúcidas de 90 años y otras que a los 50 tienen el cerebro "viejo". Eso depende de sus genes, del tipo de vida que lleven y de lo que coman.[348] Ningún alimento, vitamina, mineral o nutriente cura la enfermedad de Parkinson, pero una dieta equilibrada y nutritiva es muy beneficiosa, retrasa el envejecimiento y disminuye el riesgo de enfermedades neurodegenerativas.[580, 583] También ayudan las dietas bajas en calorías, el ayuno intermitente, los alimentos ricos en fibra, la abundancia de agua y líquidos, y algunos suplementos.

1. ESTADO NUTRITIVO DE PARKINSONIANOS

Al comienzo de la enfermedad de Parkinson aumenta el peso por la menor actividad[40] o porque algunos compensan la depresión con apetito. Luego van adelgazando progresivamente,[1] más las mujeres,[481] y todavía más cuando aparecen dificultades para masticar o discinesias duraderas. A pesar de ello es raro encontrar una desnutrición importante.[1]

2. DIETA DE REDISTRIBUCIÓN PROTEICA

Es la más conocida. Los aminoácidos compiten con la levodopa en dos niveles: al absorberse en el intestino y al atravesar la barrera cerebral.[193] Para evitarlo, en todos los parkinsonianos que toman levodopa,[55] se hará dieta de redistribución proteica: tomar proteínas por la noche reduciendo su ingesta diurna a menos de 10 gramos. Los beneficios se notan a la semana[458]: aumenta la eficacia de la levodopa y disminuyen las fluctuaciones motoras.

Si se hace bien no afecta al estado nutritivo general[417] pero en casos mal controlados puede producir adelgazamiento, balance negativo de nitrógeno,[581] déficit de algunos nutrientes y alteraciones cognititvas.[193]

En realidad no importa tanto cuándo se toman las proteínas sino el hecho de disminur la cantidad total (menos de 1 gramo por kilo y día)[78, 431] porque, más que la absorción intestinal, influyen los aminoácidos que circulan por la sangre.

3. CARBOHIDRATOS 5, PROTEÍNAS 1

Ya sabemos que la levodopa se absorbe peor con proteínas y mejor si se toma con carbohidratos, pero hay que controla la cantidad total de ambos. Los mejores resultados se obtienen tomando cinco veces más de carbohidratos que de proteínas (algunos aconsejan siete veces más). Esto hace que los niveles de aminoácidos y levodopa en sangre sean más estables, mejora la capacidad motora y evita las fluctuaciones.[46]

Las dietas con muchos carbohidratos y pocas proteínas aumentan la longevidad en animales. Eso suele llevar a que coman más y engorden por lo que el asunto es más complejo y para abordarlo se recurre al concepto "marco nutritivo geométrico" que analiza las relaciones entre las necesidades de nutrientes y el modo en que se resuelven.[293]

4. DIETA RICA EN FIBRA

Para combatir el frecuente estreñimiento los parkinsonianos deben tomar dieta rica en fibra[262] que aumenta la frecuencia de desposiciones.[607] En farmacias y parafarmacias pueden encontrarse muchos suplementos de fibras, ricos en celulosa y mucílagos. Se comportan como laxantes naturales que forman masa y absorben líquidos pero se tomarán con control médico.

Al mejorar la movilidad intestinal aumenta la absorción de levodopa y mejora notablemente la función motora.[31] Ya lo hemos comentado al hablar de la *Plantago ovata*.

5. DIETA VEGETARIANA

Los que toman muchos vegetales tienen menos riesgo de Parkinson y otras neurodegeneraciones,[337, 356] Las frutas y verduras suministran muchos antioxidantes que se supone retrasan los procesos de envejecimiento y reducen el riesgo y progresión de la enfermedad de Parkinson neutralizando los radicales libres que dañan las neuronas de la *substantia nigra*.

Los protectores serían los propios vegetales porque dando antioxidantes o vitaminas por separado no hay diferencias significativas.[311, 490]

Nadie ha demostrado que frutas y vegetales mejoren el Parkinson pero todos los recomiendan.[53, 490] Los convencidos añaden a su dieta zumos y jugos hasta de verduras. Especialmente beneficiosos son los tomates que contienen licopeno, un potente antioxidante.[442] El tomate aumenta la dopamina del estriado y es neuroprotector en ratones, y podría prevenir el Parkinson en humanos.[541] Basta alimentar a los ratones con tomate liofilizado durante cuatro semanas para protegerles del parkinsonismo por MPTP.[541]

6. DIETA MEDITERRÁNEA

Los que siguen dieta mediterránea durante más tiempo tienen menos posibilidades de desarrollar enfermedad de Parkinson y les aparecería más tarde.

Así se deduce de un estudio de 250 parkinsonianos durante un año, en comparación con 198 controles.[16]

7. DIETA CRUDA

Hay quien defiende hasta 70 % de dieta cruda.[11] Y quienes se pasan al extremo: para evitar no sólo el Parkinson sino la mayoría de las enfermedades todos los alimentos deben ser crudos. Ni los vegetarianos se escapan si hierven sus verduras una vez al mes. No puede tomarse nunca nada cocinado.

No lleguemos a esto. El parkinsoniano, como cualquier persona, debe tomar una buena proporción de alimentos crudos (frutas y verduras)[201] y no cocinar demasiado los que toma elaborados.

8. PALEODIETA (Y PALEOVIDA)

Algunos predican comer como el hombre de las cavernas antes de la agricultura. En el Paleolítico: no había nuggets de pollo, macarrones gratinados ni leche en cartones y, sin embargo, vivían muy sanos. Pocos años sí, pero eso dependía no solo de la alimentación, sino también del entorno.

Hay nutrientes que llevan con el ser humano desde hace 76.000 generaciones, como son carne, pescado, huevos, frutos del bosque, verduras o frutos secos. Otros, llevan 300 generaciones, y son los alimentos procesados: azúcares refinados o aceites vegetales; y todos coinciden en que no son nutrientes de calidad.[424]

La dieta óptima sería aquélla para la que estamos preparados genéticamente y, además se trata de recuperar las necesidades vitales de nuestros ancestros que se han perdido en la vida moderna: hay que comer con hambre y beber con sed, hacer ejercicio y recuperar la líbido[404]: véase el apartado "Paleovida" en capítulo siguiente.

Hay que comer carbohidratos, proteínas animales y grasas. Además, verduras, frutas, frutos secos y algas comestibles. Y, siete veces por semana, pescado preferentemente azul, y marisco. No son imprescindibles ni lácteos, ni legumbres, ni cereales pero pueden tomarse en ocasiones.

El cuerpo necesita hidratos de carbono, pero no de los refinados. Los cultivos serán de granjas ecológicas. Hay que comer solo tres veces al día y, por supuesto, no picar.

De beber, agua, pero sólo cuando se tenga sed. Se trata de cambiar hábitos y adoptar un nuevo estilo de (paleo) vida. Los adultos no tienen por qué beber leche. El ser humano es el único mamífero que continúa bebiéndola después de la niñez.

Este régimen cavernícola tiene detractores que lo consideran "peregrino", y piensan que no es más sano el modo de alimentarse en el Paleolítico, entre otras cosas porque comían lo que podían, y dependían de si cazaban un mamut o encontraban bayas; la alimentación era más oportunista.

7. DIETA HIPOCALÓRICA Y AYUNO

Los gordos de 45 a 65 años tiene el triple de posibilidades de desarrollar Parkinson en los años siguientes.3

Restringir calorías alarga la vida, retrasa el envejecimiento y previene la enfermedad neurodegenerativas.[165, 166] El ayuno reduce el nivel de estrés oxidativo en diversos órganos.[62, 346, 575] Eso está tan claro en experimentos hechos con ratones y monos que sugieren que la dieta baja en calorías disminuiría la incidencia de Parkinson en humanos.[133, 346]

La dieta hipocalórica protege a las neuronas porque aumentan las proteínas anti-oxidantes, se estabiliza el calcio celular y se inhiben la apoptosis. También incrementa las sirtuínas, unas proteínas beneficiosa que se dice alargan la vida.[166] Además, el cerebro adulto genera nuevas neuronas lo que sugiere que el ayuno aumenta la capacidad plástica y auto-reparadora. Es curioso que en muchas religiones se obliga a alguna forma de ayuno. El ayuno es un estrés extremo sobre las funciones endocrinas y del sistema nervioso autónomo que así se modifica.[544]

El parkinsoniano debe reducir calorías, y algunos recomiendan ayunar, o más bien, extremar la dieta hipocalórica, varios días al mes.

8. DIETA Y RIESGO DE PARKINSON

Tomar determinadas comidas puede influir en el desarrollo de la enfermedad de Parkinson.[201] Con algunas discrepancias, se viene a admitir lo siguiente:

Hay más riesgo de enfermedad de Parkinson entre los que durante la infancia ha comido setas[578] o toman en abundancia grasas animales,[21,244, 311, 312, 356] derivados de la leche (si son varones), alimentos dulces o azucarados.[201, 490]

Hay menos riesgo de Parkinson en los que toman con frecuencia jamón, huevos, pan (blanco o de molde)[144, 588] o patatas.[201] También protege comer frutos secos y carne,[588] sobre todo los que la toman cruda o poco hecha.[201]

9. MACROBIÓTICA

La escuela macrobiótica de medicina naturista es originaria de Extremo Oriente (George Osawa en Japón) y considera la alimentación como el pilar fundamental de la salud, intentando conseguir un equilibrio entre el *Yin* y el *Yang* que hay en el cuerpo, a la vez que no introduce sustancias toxicas en el cuerpo; con esto se consigue un equilibrio perfecto no solo a nivel corporal, sino también a nivel mental y emocional.

El régimen macrobiótico da preferencia a productos de origen vegetal. Los alimentos tienen que ser naturales, es decir, sin ningún tipo de abono químico, herbicida o pesticida y que no procedan de cría o cultivos artificiales. La base alimenticia son legumbres, algas marinas, grasas vegetales,soja y cereales integrales. Pero no sólo hay que escoger estos alimentos naturales sino combinarlos proporcionalmente a las "fuerzas" opuestas pero complementarias que poseen. No hace falta creer en la simbología *yin* y el *yang* para comprender que la salud, del parkinsoniano y de cualquiera, mejora cuando se toman estos alimentos naturales de modo equilibrado.

10. DIETA DE UN PARKINSONIANO

Como resumen del capítulo, un parkinsoniano debería seguir una dieta equilibrada, natural, hipocalorica, sin grasas animales, rica en carbohidratos, con proteínas desplazadas a la noche, con muchos líquidos y fibra.

DIETA EQUILIBRADA. Una dieta equilibrada aporta suficientes vitaminas y minerales. Puede añadirse algún suplemento con vitaminas y minerales variados pero en cantidades muy pequeñas. Si se piensa que hay carencia de algún nutriente lo mejor es comer más alimentos que lo contengan.

POCAS CALORÍAS. El exceso de calorías empeora la salud, disminuye la calidad de vida y la longevidad, y favorece el desarrollo de enfermedades neurodegenerativas.

ALIMENTOS NATURALES. Evitar comidas muy elaboradas y, siempre que se pueda, escoger alimentos ecológicos, cultivos sin abonos, o no expuestos a insecticidas, pesticidas y conservantes.

VEGETALES Y FIBRA. Debe ingerir mucha fibra, fruta y verduras (preferentemente crudas). Es bueno aficionarse al tomate y a los frutos secos.

SIN GRASAS ANIMALES. Hay que evitarlas.

MUCHOS CARBOHIDRATOS. Debe tomarse cinco veces más carbohidratos que proteínas.

PROTEÍNAS Y LEVODOPA. Las proteínas (carne, pescado, huevos, etc.) disminuyen la absorción de levodopa, especialmente si se toman juntas. La medicación debe tomarse 30-40 minutos antes de comer. Las proteínas, que son necesarias, deben reducirse durante el día, y se tomarán preferentemente en la cena o en las últimas horas del día.

EVACUACIÓN GÁSTRICA Y ESTREÑIMIENTO. La dificultad de vaciado del estómago, el estreñimiento y la lentitud de movimientos intestinales entorpecen mucho la absorción de los fármacos. El estómago no absorbe los medicamentos y si el medicamento permanece alli mucho tiempo se destruirá antes de que pase al intestino donde se absorbería. Movimientos intestinales lentos también resultan muy perjudiciales. Es necesaria resolverlo con dieta rica en fibra, con líquidos abundantes y, si fuera necesario, con *Plantago ovata* u otros remedios que mejoren la motilidad gastrointestinal.

EL FUTURO: NUTRIGENÓMICA Y NUTRIGENÉTICA

El concepto de dieta, de los alimentos beneficiosos o perjudiciales ha quedado superado. Hoy se habla de genómica nutricional: cómo los nutrientes modifican las funciones de los genes, en general y, también, para cada individuo.

La nutrigenómica estudia las interacciones entre el genoma y los nutrientes, es decir los efectos de los componentes bioactivos de la dieta sobre la expresión de los genes, y cómo estos cambos influyen en el metabolismo celular.

La nutrigenética atiende a las variaciones genéticas individuales (los humanos compartimos más del 99 % de genoma, pero un pequeño porcentaje es característico de cada persona). Eso hace que los nutrientes aconsejables para uno sean dañinos para otros. En algunas enfermedades está claro: personas con problemas metabólicos que deben evitar alimentos que benefician a otros.

Esta idea nos llevará a una dieta personalizada, que hará que nuestras células sean más saludables y resistan más la enfermedad de Parkinson u otras neurodegeneraciones.[582] Pero por ahora hemos de conformarnos con los nutrientes que, según estudios epidemiológicos, son útiles para la mayoría de las personas.

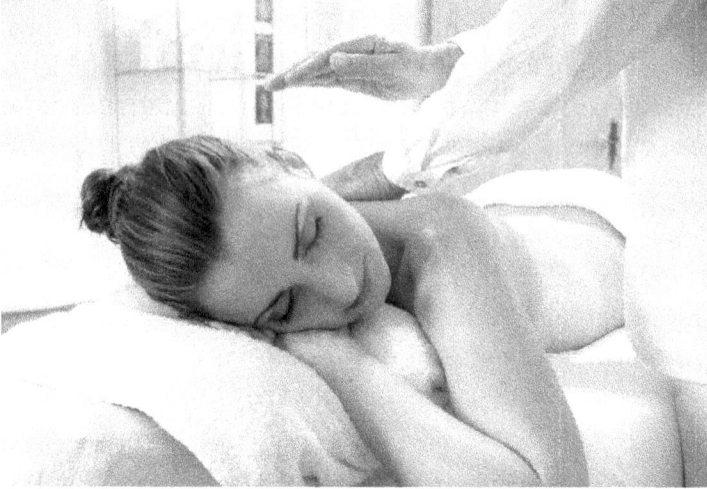

Al igual que hay dietas alimenticias existe una **dieta sensorial** que requiere estímulos sensitivos adecuados.

En el párkinson están muy indicados los masajes que mejoran la rigidez y bradicinesia, evitan contracturas, mantienen la movilidad, alivian la fatiga causada por los temblores, reducen el estrés, facilitan el sueño y dan una sensación general de bienestar.

V.Dieta sensorial

Basta tocar a un parkinsoniano para mejorar o incluso "romper" su bloqueo. El cuerpo debe ser tocado, acariciado, masajeado y eso, que es útil a todos, resulta especialmente valioso en el Parkinson.[178]

Al igual que la dieta alimenticia existe una dieta sensorial que requiere estímulos sensitivos adecuados. Los estómagos se ceban con patatas o carne pero el sistema nervioso se alimenta con estímulos sensitivos: el cerebro se nutre de colores, olores y sabores. Sin ellos se atrofia, se arruga, mengua.

A los parkinsonianos se les acaricia poco y ellos no se rozan mucho con los demás (ni física ni mentalmente). Muchas personas conservan sus mentes intactas y controladas pero han perdido su cuerpo, la conciencia de que tienen carne y huesos, de que esos músculos o extremidades les pertenecen y que necesitan atención y cuidado.

El cuerpo existe y hay que disfrutarlo, tocarlo, magrearlo. El tacto contribuye a la dieta sensorial con el masaje, las caricias y otros tocamientos. La nutrición nerviosa se completa con las aportaciones del olfato, gusto, vista y oído, que pueden añadirse al masaje. El masaje restablece nuestra comunicación con el cuerpo y los sentidos.[277]

MASAJE Y CARICIAS

La palabra masaje proviene del griego *masein* y del latín *massa* (amasar). Describe un modo de tocar o contactar que manipula la piel y músculos contra los huesos con una acción similar a amasar,[69] y son más eficaces cuando se aplican con aceites esenciales. Es un método de entrenamiento sensitivo-motor: despierta un flujo de informaciones sensitivas antiguas y las mezcla con otras recientes que genera. El bienestar del masaje se debe, entre otras cosas, a que aumenta la liberación de endorfinas.[252] Nacemos para tocar y ser tocados, y las investigaciones demuestran lo que por intuición adivinábamos: tacto y masaje son los ladrillos para construir un cuerpo y una mente saludable.[277]

El contacto físico tienen efectos neuroendocrinos y es vital para el desarrollo cerebral y corporal como se demuestra en niños y animales.[358, 359] Las ratas de laboratorio a las que se toca y acaricia desde pequeñas responden mejor al estrés y se retrasa su envejecimiento. Y al revés: las crías de rata que nadie manoseó pierden con los años muchas neuronas del hipocampo y les falla la memoria espacial muy pronto.[358, 359]

MASAJE TERAPÉUTICO

El masaje terapéutico consiste en contactos dados con habilidad para reducir el dolor en relación a lesiones, enfermedades o estrés. En 1800, el sueco Peter Ling, creó un sistema científico de masaje terapéutico, organizando las maniobras y técnicas básicas del masaje tradicional según los principios anatómicos y fisiológicos de la época.

Durante la epidemia de polio (1920-1950) los fisioterapeutas usaban frecuentemente masajes[260] aunque luego los abandonaron en parte cuando se impusieron las máquinas para ejercicios y rehabilitación. Hoy el masaje vuelve a usarse y es la técnica complementaria de crecimiento más rápido,[69] la más usada por parkinsonianos (junto a la aromaterapia)[153] y, en relación al beneficio, es más barato que la acupuntura o quiropraxia.[96]

El masaje tiene efectos mecánicos, químicos, reflejos y psicológicos y sus bases fisiológicas se conocen hace treinta años. Favorece la circulación de la sangre y la linfa, disminuye el edema en miembros, cambia la temperatura cutánea y el trofismo de la piel, relaja y recupera los músculos fatigados, aumenta la movilidad articular y mejora la ventilación pulmonar y las funciones neuromuscular y autonómica.[146]

TIPOS DE MASAJE

El más común es el masaje sueco, en que se aplican aceites esenciales con las manos que se deslizan con presiones ligeras sobre la piel y dando también algunos golpecitos suaves. Las terapias de tejidos profundos como la terapia neuromuscular, puntos en gatillo y *rolfing* son algo más molestos pero resultan eficaces en algunos dolores crónicos.

Shiatsu es un masaje de origen japonés que aplica presiones con los dedos en distintas partes del cuerpo (dígito-presión). Es eficaz en dismenorrea[551] y en las náuseas del postoperatorio,[371] y mejora el sueño y la calidad de vida de pacientes crónicos.[92, 563, 564]

Los masajes al estilo oriental se supone que actúan sobre los meridianos corporales y normalizan los flujos de energía. Creamos o no sus fundamentos teóricos resultan útiles en la práctica.

MASAJES EN MEDICINA GENERAL

El masaje está institucionalizado en algunos hospitales. Los estudios demuestran que mejoran la relajación (98 %), la sensación de bienestar (93 %) y el estado anímico (88 %), ganan en movilidad y energía, participan más y se recuperan antes.[525]

La piel es el órgano primordial a través del cual se instaura la crianza. El masaje relaja profundamente y reduce la ansiedad en pacientes mayores que se sienten cuidados y protegidos,[59, 155, 156] e incluso controla los problemas de conducta en dementes[59, 448, 461] o esquizofrénicos.[22] También atenúa la fatiga[146, 206] y mejora el sueño.[69] La falta de caricias corporales en la infancia se ha relacionado con comportamientos violentos del adolescente y mejora con masajes terapéuticos[124, 155] que también son eficaces en niños autistas.[105]

Masajeando con aceites esenciales se añaden los beneficios de la aromaterapia. Mejoran las molestias del postoperatorio[550] o de pacientes crónicos, por ejemplo de esclerosis múltiple,[216] ictus,[210] cáncer[192, 524] o el prurito de los hemodializados.[460] El masaje del cuello y hombros alivia las cefaleas tensionales[438] y frotando los músculos del abdomen se alivia el estreñimiento.[435]

MASAJES EN EL PARKINSON

En el Parkinson están muy indicados los masajes[333] que previenen la rigidez muscular, mantienen la movilidad y deben aplicarse con aceites esenciales. El masaje mejora la bradicinesia y las contracturas musculares, y alivia la fatiga causada por los temblores[69]; reduce el estrés, facilita el sueño y produce una sensación general de bienestar. [126, 543]

En los miembros se hacen maniobras de amasamiento rítmico, con compresiones y percusiones repartidas que ayudan al retorno venoso y frenan la hipertonía. Si hay calambres, se dan percusiones intermitentes, y cuando pasan, un masajeo lento y continuado; luego se dan fricciones en la zona más afectada, con estiramientos pasivos.[69]

En casos de intensa rigidez e hipocinesia se hace masaje miofascial y se friccionan los ligamentos tensos lo que disminuy la dureza de esos tejidos. Contra el edema por de la inmovilidad se da un masaje suave destinado a favorecer el drenaje linfático.[69]

Muchos parkinsonianos no toleran los masajes profundos y se recomienda el tipo sueco u otros suaves, procurando que la postura sea confortable (algunos no toleran el decubito prono) y que la habitación esté a temperatura agradable para ellos, tan intolerantes como son a los cambios térmicos.[635]

El automasaje es otra posibilidad. El parkinsoniano se puede y debe masajear todo lo posible usando rulos de maderaciv o bolas de masaje.[633] Algunos usan vibro-masaje contra la rigidez pero no produce resultados continuados.

SILLA VIBRATORIA O "CHAISE TRÉPIDANTE"

El curioso "tratamiento" del Parkinson ideado por el prestigioso neurólogo Charcot ya ha sido muy comentado.[175]

Observó que los parkinsonianos mejoraban después de un largo trayecto en tren. Diseñó entonces una especia de silla "trepidante" (*chaise trépidante*) a la que acopló una manivela y una serie de engranajes y palancas. El paciente se sentaba, un ayudante giraba la manivela y el mecanismo producía un movimiento peculiar, una especie de "traqueteo" que recordaba el de los trenes.

Hace años, un colega amigo[381] nos comentaba que su paciente campesino y parkinsoniano tenía un truco: todas las mañanas, antes del Sinemet, se daba un paseo en su tractor y eso le mejoraba mucho. Relacionando esto con el artilugio de Charcot y los trenes lo que parecía cómico puede estar fundamentado: el traqueteo, aparte de movilizar las articulaciones, de "desentumecerlas" mecánicamente, es una forma de activar la sensibilidad propioceptiva. Los estímulos vibratorios serían una "dieta sensorial" para "nutrir" los centros nerviosos implicados en el movimiento.

EMOCIONES E INSTINTOS: PALEO-VIDA

Otra forma de nutrir nuestro cerebro primitivo, es buscar emociones elementales y situaciones en que nuestros instintos básicos vuelvan a ser protagonistas. Algo parecido a lo que expone Loren Cordain sobre paleo-dieta.

Gran parte de los problemas de salud de la sociedad moderna se deben a patrones de actividad física y mental muy diferentes de aquéllos para los que genéticamente veníamos preparados. Nuestro genoma se forjó ancestralmente en un medio natural de selección natural que requería gran actividad motora con gasto de energía para sobrevivir y prosperar. Había que buscar los frutos, correr, cazar, luchar... Un estilo de vida "vigoroso" y al aire libre que se ha perdido. Eso enriquece los circuitos neuronales primitivos, del sistema límbico y estructuras vecinas, que tan pronto se afectan en la enfermedad de Parkinson u otras neurodegeneraciones.

En la práctica se intentaría replicar esos patrones, simular las actividades físicas de rutina de nuestros antepasados cazadores-recolectores: hay que comer con hambre y beber con sed, hacer ejercicio y recuperar la líbido.[404]

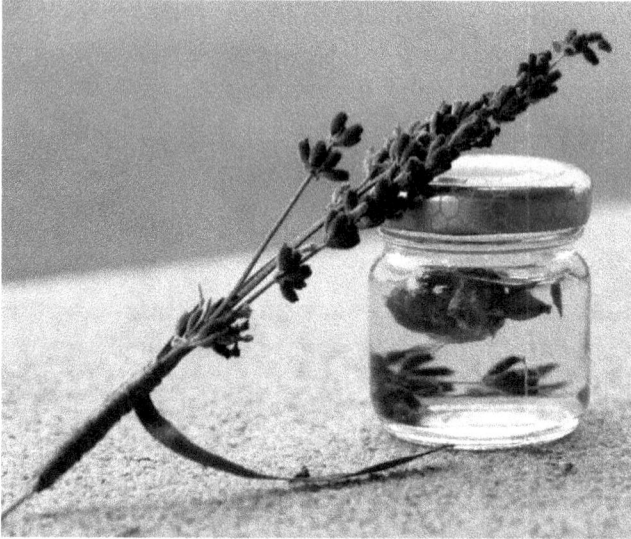

La aromaterapia produce cambios emocionales.

Aplicando aceites esenciales o perfumes durante el masaje se produce una relajación y sensación de bienestar que resulta muy útil para las personas con enfermedad de Parkinson.

VI. Aromaterapia

Forma parte de la "dieta sensorial". Aromaterapia significa tratamiento mediante aromas o perfumes que se aplican directamente o en masaje. Se supone que mejoran la salud y el bienestar emocional, restauran el equilibrio corporal y alivian diversos trastornos. Es la terapia alternativa preferida por las personas con párkinson.[153]

Los bebés reconocen a sus madres porque las huelen, algunos aromas desatan recuerdos antiguos, hay perfumes que enamoran y los jaquecosos evitan los olores fuertes. El olfato es el camino más corto y rápido al cerebro.[33, 137, 195, 443] El nervio olfatorio no es un nervio sino una prolongación del cerebro y llega directamente al rinencéfalo y al sistema límbico (que son áreas de la emoción y la memoria).

Por eso cuando Proust (en su novela, *A la búsqueda del tiempo perdido*)[436] huele y saborea, ya adulto, su famosa magdalena revive intensamente escenas infantiles que creía olvidadas. La ciencia confirma lo que intuyó ese novelista francés: un olor determinado recupera las memorias que se almacenaron en su presencia.[523]

GENERALIDADES

Las plantas aromáticas se usaron como cosméticos y medicinas en el antiguo Egipto, en la Grecia y Roma clásicas, en China, India y en toda Europa hasta finales del siglo XIX en que se fueron sustituyendo por fármacos sintéticos. El término aromaterapia se usa desde 1930, en que el químico francés Gattefossé estudió los aceites esenciales.

Con aromaterapia se tratan problemas cutáneos (heridas y quemaduras), trastornos respiratorios (resfriados, tos, sinusitis), dolores musculares, artritis, reumatismo, dolores de cabeza y situaciones relacionadas con el estrés (insomnio, ansiedad y depresión). Actualmente es la terapia complementaria que más rápido crece. Se usa en la casa, pero también en clínicas privadas y algunas enfermeras la aplican como relajante y analgésico.[65, 388]

LOS ACEITES ESENCIALES

Los aceites esenciales son sustancias aromáticas extraídas de las plantas, habitualmente de olor agradable y con acciones beneficiosas, psíquica y físicamente, sobre el organismo. Se extraen de las flores, frutos, hojas, raíces, semillas o corteza. El aceite de espliego, por ejemplo, procede de una flor, el aceite de pachulí, de una hoja, y el aceite de naranja, de un fruto. Todos están muy concentrados y deben ser naturales y puros (BUCKLE 2000).

AROMATERAPIA, CEREBRO Y CONDUCTA

Distinguimos hasta 10.000 olores diferentes y muchos nos afectan sin que seamos conscientes, actuando sobre el cerebro. En concreto activan la amígdala, el hipocampo y otras zonas del sistema límbico que se relacionan con el estado de ánimo, las emociones, la memoria y el aprendizaje.

Está demostrado que los aromas provocan cambios emocionales[264, 462] y modulan la conducta de los mamíferos. La manzanilla tranquiliza y mejora el estado de ánimo.[462] En algunos bancos japoneses se esparce esencia de lavanda y romero en la zona de clientes para calmar la espera, mientras que las estimulantes fragancias de eucalipto y limón se bombean al otro lado del mostrador para que los empleados estén alerta.[56] Sin embargo, el olor a lavanda provoca errores de cálculo.[316]

La aromaterapia favorece la relajación profunda, altera la percepción del dolor y produce cambios en el electromiograma, ritmo cardiaco y electroencefalograma.[37, 272] El masaje con lavanda sirve de analgésico y sus efectos sedantes son comparables al Valium.[64] Así se mejora el control de pacientes con demencia y trastornos de conducta importantes.[59]

Hay ciertos aromas que mejoran las funciones mentales o tienen efecto neuroprotector. La Salvia española (*Salvia lavandulifolia*) mejora la memoria porque contiene un aceite esencial con monoterpenoides, que inhibe la acetil-colinesterasa,[425] es decir, el mismo mecanismo que tienen los fármacos para el Alzheimer y otras enfermedades neurodegenerativas.

AROMATERAPIA EN EL PARKINSON

En la enfermedad de Parkinson puede mejorar el dolorimiento y la rigidez muscular aplicando localmente compresas con aceites esenciales de jengibre (*Zingiber officinale*) o enebro común (*Juniperus communis*) que mejoran la circulación y relajan los músculos. Como relajante muscular se puede también usar mejorana que está especialmente indicada en los parkinsonianos que sufren calambres nocturnos.

Una gota de Manzanilla o camomila romana (*Anthemis nobilis*) frotada en el plexo solar alivia la tensión mental o física. Se usan vaporizadores con esencia de lavanda (*Lavandula vera officinalis*) para el estrés, con romero (*Rosmarinus officinalis*) contra la fatiga y dolores musculares y, para el dormitorio, se usa esencia de manzanilla o camomila romana (*Chamaemelum nobile, Anthemis nobilis*) que es antidepresiva, sedante (ROBERTS 1992) y facilita el sueño.

En general, como estimulantes se usan la menta y el eucalipto. El nerolí (naranjo amargo) es sedante, el bergamoto (tipo de lima o naranja) tiene efecto antidepresivo y el geranio (*Geranium*) equilibrador de cuerpo y mente. En estados de especial ansiedad, se aconseja un baño relajante con una combinación de esencias de lavanda, geranio y bergamoto en aceite de almendras dulces. Para conciliar el sueño, el baño se hará con aceite esencial de manzanilla romana y geranio.[56]

Los baños con esencia de lavanda producen una agradable sensación de bienestar y hace olvidar los pensamientos negativos o los sentimientos de enfado y frustración.[383]

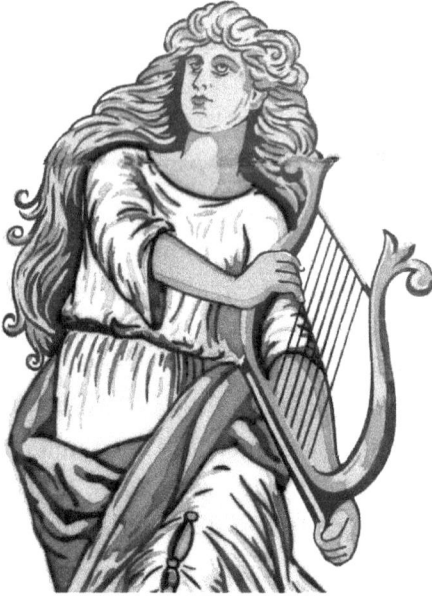

La música y la danza pueden reorganizar funciones cerebrales dañadas.

En la enfermedad de Parkinson alivian los síntomas y mejoran la marcha y la capacidad funcional global de los pacientes, aportándoles la melodía cinética que les falta.

VII.   Música y danza

"El mundo sin música es un error", dijo Nietzsche. La música modifica el estado de ánimo, controla conductas, favorece la motricidad y ayuda al bienestar de los seres humanos.

Desde la antigüedad las medicinas tradicionales usan la música como tratamiento. En la Biblia aparece una de las primeras descripciones cuando David toca el arpa para curar a Saúl (*Samuel 1, 16:23*). Los árabes desarrollaron un sistema musical específico para tratar muchas enfermedades, desde la demencia a la sífilis.

La músicoterapia ya es una ciencia reconocida.[339, 340] Se ha demostrado que mejora las funciones motoras, afectivas y el comportamiento, y se considera que el tratamiento con música se incluya en los programas de rehabilitación de parkinsonianos.[410, 411]

CAMBIOS FISIOLÓGICOS CON LA MÚSICA

La música afecta la fisiología humana: produce cambios en la respiración, ritmo cardiaco y tensión arterial, baja el cortisol (que sube con el estrés) y aumenta las endorfinas (las hormonas naturales de "bienestar").

El cerebro, y en especial las funciones motoras, son muy sensibles a la música y a cualquier tipo de ritmo, y eso debe aprovecharse para rehabilitar a pacientes con trastornos del movimiento.[556]

No todo tipo de música tiene la misma influencia sobre el cerebro. La música clásica mejora la cognición[80] posiblemente debido a su estructura rítmica, y dicen que cuando se escucha a Mozart sube la puntuación en los test de inteligencia.

EFICACIA CLÍNICA

La música es capaz de reorganizar funciones cerebrales dañadas por lo que resulta muy útil en problemas neurológicos. Se ha demostrado que la música puede aliviar los síntomas y mejorar la marcha y la capacidad funcional global de pacientes con Parkinson. La músicoterapia también se emplea en pacientes con ictus, traumatismos craneales y demencias. Además alivia la depresión y la ansiedad y tiene efectos analgésicos.[274, 391]

La música se tolera bien, no cuesta dinero, es bien asumida y no tiene efectos colaterales, aunque hay que tomar ciertas precauciones: algunas personas se agitan con la música, otros no responden y los ritmos muy rápidos se desaconsejan si hay problemas cardiovasculares graves. No toda música es buena para todos. Es imprescindible que le guste al paciente.

MUSICOTERAPIA EN EL PARKINSON

En el Parkinson la música actúa como estímulo para obtener respuestas motoras y emocionales al combinar movimiento y activar diferentes vías sensitivas. Con el ritmo de la música se sincronizan sus movimientos musculares y se regularizan y se hacen más eficientes sus capacidades motoras.[410, 411, 617]

La terapia musical (canto coral, ejercicios de voz, movimientos corporales libres y rítmicos, y música activa con improvisaciones colectivas) resulta muy beneficiosa para los parklinsonianos. Se produce un mayor rendimiento motor global, apreciándose especialmente que disminuyen la hipocinesia y bradicinesia (UPDRS). También se consigue una clara mejoría emocional, con incremento muy significativo en las escalas de actividades cotidianas y en calidad de vida.[410, 411]

DANZA

Muchos parkinsonianos que apenas caminanr bailan maravillosamente. Los parkinsonianos bailan mejor que caminan, y eso hay que aprovecharlo.

El sentido común adivina las diferencias entre un parkinsoniano que no hace ejercicio, que se queda en casa, triste y sin relacionarse, y otro que encuentra aliciente en un grupo de amigos que se dedican a salir y bailar. Aunque sólo fuera como rehabilitación física, psicológica y social, el baile les mejora.

El baile de salón mejora la salud en general y por medios diversos: ejercicio muscular, movimientos de desplazamiento y diversión. No sólo aumenta el volumen muscular de las extremidades, también mejora el equilibrio porque activa las vías propioceptivas y los sistemas de coordinación, y se objetiva en pruebas sobre plataformas informatizadas.[286]

LA MELODÍA DEL MOVIMIENTO

En los parkinsonianos no hay parálisis sino que sus movimientos son escasos y lentos. Tienen dificultad para ejecutar y coordinar el movimiento, los pasos sucesivos de las diversas contracciones musculares, el "programa" o "ritmo interno" de cada movimiento.

Sus acciones, además de lentas y escasas, parecen automatizadas, estereotipadas, como un robot. A estos pacientes les falta lo que llamamos, muy significativamente, "melodía" cinética, la melodía o ritmo del movimiento.

Hace mucho que se sabe que los parkinsonianos aprenden "trucos" para andar cuando se sienten "parados" : andan marcando el paso mentalmente, dan los pasos sobre objetos de referencia (el bastón o marcas en el pavimento), se aprovechan para caminar de una música que está sonando (mejor si es rápida, tipo "marcha militar") o utilizan otras tretas. Es como si los parkinsonianos, para moverse, tomaran "prestado", de fuera, el ritmo que a ellos les falta. El beneficio es mayor para los ritmos externos auditivos.[308, 535]

Eso es lo que hace la música y el baile con estos pacientes : les proporciona un ritmo, la base "melódica" del programa de movimiento que a su cerebro le falta. Los parkinsonianos mejoran mucho con el baile pero es fundamental que se les haga un control cardiológico y tener mucho cuidado con las caídas.

Algo curioso: el tango es el baile más comentado como eficaz en la mejoría de los síntomas parkinsonianos[315, 459] y sugieren que el tango puede mejorar el equilibrio y movilidad funcional e incluso describe modestos beneficios en cognición y fatiga.[459]

EL BAILE VARÍA SEGÚN EL PACIENTE

Mientras se sigue la música, el baile se acompaña o alterna con ejercicios de paseos rítmicos y sinérgico (para la hipocinesia), se usan bailes que motivan emocionalmente (para el temblor), se hace una danza "libre" combinando ejercicios fluidos (contra la rigidez).

La biodanza combina diversas modalidades de baile que se asocian con otros ejercicios rítmicos y el terapeuta presta atención especial a determinados síntomas, los más importantes del paciente o sobre los que se quiere actuar en concreto.

En los pacientes con dificultad para iniciar movimientos se ejecutan bailes lentos y expresivos. Si el problema son las secuencias motoras complejas se hacen cambios bruscos de ritmo (de una samba se pasa al jazz o al tango), y en trastornos de lenguaje se combina la danza con canto suave adecuado al paciente.

Para los pacientes poco expresivos se utilizan danzas creativas, ricas en movimientos originales. En personas tímidas y en los que tienen una baja autoestima se programan bailes en los que se requiere contacto próximo y frecuente con otros y en los que hay que marcar los pasos con determinación. El baile sirve para todos y además puede personalizarse según las características del paciente.

CANTO

Se han descrito claras mejorías en los parkinsonianos que entran a cantar en grupos corales.[290] Hay protocolos específicos para ellos con terapia musical de la voz que incluyen ejercicios de canto y vocalización.

En los pacientes con problemas de lenguaje se consigue que el habla se haga más inteligible, apreciándose que aumenta su intensidad, la frecuencia de base y la variabilidad tonal.[196]

Cuando el problema principal es la hipofonía resulta muy eficaz un método de tratamiento (denominado sistema Lee Silverman) que mejora la intensidad de voz.

Con PET y estudios de flujo cerebral regional se observa que, al intentar hablar, los parkinsonianos tienen mayor activación de las áreas premotoras y motoras (asociadas con esfuerzos voluntarios), y que tras seguir el tratamiento, se reorganizan las áreas activas durante el habla, dependiendo más de circuitos más automáticos (ganglios de la base, ínsula anterior) como ocurre en personas sanas.[291]

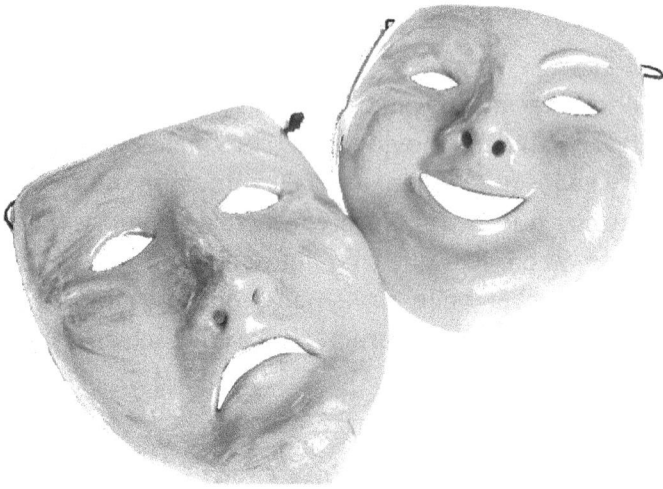

Los parkinsonianos tienen malas estrategias para enfrentarse al estrés y eso empeora sus síntomas y quizá favorezca la progresión de la enfermedad.

Necesitan una gestión emocional, aprender a digerir el estrés y a disfrutar, con una actitud hedonista. Deben evitar a las personas tristes y descartar situaciones y pensamientos negativos.

IX. Higiene emocional

En la escuela explican a los niños Matemáticas y Geografía y no les enseñan a administrar sus emociones, a gestionar sus afectos. Ésa sí que es una asignatura prioritaria para la vida: aprender a manejar alegrías y conflictos, mantener una higiene afectiva, ir construyendo una personalidad como si fuese un edifico, ladrillo a ladrilllo, rasgo a rasgo.

El parkinsoniano debe conocer los puntos flacos de su personalidad, de su economía emocional, de su respuesta al estrés, es un método natural de autoayuda pero que será más rentable si le ayuda un profesional. El psicoterapeuta nos enseña a modificar nuestra conducta o a manejar las emociones igual que podríamos aprender inglés o informática. La psicoterapia mejora los síntomas de la enfermedad de Parkinson. Poco a poco se va diseñando un cambio de actitud personal ante sí mismos y su entorno, se educa el modo en que se perciben e interiorizan los afectos, y se procura una orientación vital más lúdica y flexible.

Se dice que los parkinsonianos tienen una personalidad especial (no dopaminérgica), que responden al estrés de un modo exagerado, que tienen moralidad rígida y una mala higiene emocional, que se sacrifican en exceso, que no saben disfrutar de la vida y que suelen agobiarse en su entorno socio-familiar. Sería conveniente intentar invertir algunos de estos rasgos. Aumentar la tolerancia, flexibilidad y hedonismo sería beneficioso para el parkinsoniano.

Analizaremos estos cinco apartados en los que tiene mucho que hacer la psicoterapia: personalidad, estrés, hedonismo, apoyo socio-familiar y gestión emocional.

1. PERSONALIDAD Y DOPAMINA

No es que el tabaco proteja de la enfermedad de Parkinson sino que el cerebro de los fumadores tiene más dopamina, y eso influye en su personalidad. Les hace más propensos a fumar pero también a beber alcohol o café en exceso, a cualquier adicción, como también les predispone a buscar novedades y aventuras.[592]

Y a la inversa: los jóvenes que van a ser parkinsonianos ya tienen una personalidad especial, con una actitud restrictiva[242] ante el tabaco, el alcohol y cualquier sustancia que suene a droga, peligro o novedad.

En su personalidad destaca que no quieren problemas, de un modo exagerado tienden a "evitar el daño" (un rasgo típico depresivo)[257] y que no se meten en aventuras, demuestran una escasa o nula "búsqueda de novedad" lo que se relaciona con falta de dopamina.[369]

2. APRENDER A DIGERIR EL ESTRÉS

El estrés mata neuronas y empeora o provoca la enfermedad de Parkinson. El daño es mayor con estrés crónico y depende de la forma de interiorizarlo.

A todos nos pasan cosas buenas y malas, así es la vida. Pero, más que los acontecimientos, nos influye el modo en que los "digerimos", es decir, cómo reaccionamos individualmente ante la adversidad.[167]

Los parkinsonianos tienen malas estrategias para enfrentarse al estrés,[162] lo perciben con mayor intensidad e interiorizan más sentimientos negativos ante acontecimientos vitales. La ansiedad es una respuesta desproporcionada ante el estrés. En momentos de estrés o ansiedad se acentúan los bloqueos o aumenta el periodo *off*.[342, 349, 476]

Es necesario que aprendan a responder a los conflictos, con técnicas de relajación y programas de educación emocional, para reforzar su autoestima y liberarse de la ansiedad.

3. HEDONISMO ES SABER DISFRUTAR

El hedonismo es el gusto o capacidad de disfrutar de los placeres y depende de circuitos nerviosos de dopamina que intervienen también en los mecanismos psicológicos de recompensa. Precisamente son esas zonas las que degeneran en los parkinsonianos lo que explica su tendencia a la anhedonia (no disfrutan las alegrías y placeres de la vida), a la apatía o a la depresión.

En el párkinson está disminuido el "tono hedónico"[434] y hay que intentar promover las conductas de disfrute y placer.[373] Cualquier actividad placentera mejora a los enfermos de Parkinson: basta con disfrutar de un videojuego para que aumente la liberación de dopamina en el estriado.[275]

La ilusión y el placer mejoran la *substantia nigra*.[175] Y la psicoterapia más placentera e ilusionante es el sexo (y, si fuera posible, el amor). Las experiencias sexuales activan numerosos e importantes circuítos nerviosos de las estructuras profundas.

4. LA FAMILIA Y LOS AMIGOS

Un mal matrimonio empeora el Parkinson. Los cónyuges afligidos o estresantes empeoran los síntomas con sus planteamientos negativos.[184] Lo mismo ocurre con otros parientes y amigos.[185] Ya se admite la importancia de los factores psicológicos y psicosociales en la intensidad de los síntomas en la enfermedad de Parkinson[185] y posiblemente también en su patogenia.

Los síntomas parkinsonianos varían en su expresión según los modos de interacción de pareja y familiar.[217, 353, 548] Hay que evitar los efectos negativos emocionales y estresantes.[138]

Los parkinsonianos que van mal son los que no toman conciencia de las posibilidades de apoyo social y familiar, y los que enfrentan la situación de un modo excesivamente beligerante ("en plan de lucha"), con actitud depresiva (de abandono o derrota) o en plan evasivo.[36, 194]

5. GESTIONAR LAS EMOCIONES

En los parkinsonianos falla el procesamiento emocional como se observa en la hipercinesia paradójica debido a trastornos en los núcleos y circuítos subyacentes. La amígdala cerebral modula las respuestas emocionales; capta menos dopamina si se retira la medicación a los parkinsonianos, y se normaliza al tomar levodopa.[553]

Las situaciones emocionales adversas o los pensamientos negativos aumentan el bloqueo motor y mejora al relajarse.[321]

Algunos parkinsonianos se convierten en ludópatas y de todos los juegos tienen preferencia especial por las máquinas tragaperras. Curiosamente, esta desviación emocional o de comportamiento sólo les ocurre en fase *on* y sería de origen yatrógeno (es preciso que estén con levodopa para que aparezca) actuando sobre circuitos previamente dañados.[376]

Por todo ello es muy importante que la psicoterapia oriente hacia una buena higiene emocional con programas para eliminar sentimientos negativos y olvidar ideas hostiles o actitudes inflexibles. Deben comprender que la cólera y la intolerancia les perjudica y que el buen humor forma parte de su tratamiento.

DESCARTAR LO NEGATIVO

Nuestro riñón expulsa por la orina las sustancias tóxicas y nuestro intestino elimina por las heces los alimentos inútiles y perjudiciales. Del mismo modo nuestro cerebro debería actuar para evitarnos afectos negativos y alejar de nuestras vidas a las personas que desgracian nuestra esfera emocional. Huya de los tristes, de los exigentes y de todo aquel que le hace sentir mal.

Un profesor universitario tiene que asitir el fin de semana a una cena social con el decano y colegas con los que se lleva mal. Eso le hace temblar y le produce bloqueos. Yo antes le aconsejara que subiera la dosis de Sinemet. Hasta que comprendí mi error: si prefiere ver el fútbol con sus amigos de verdad o ir a la playa con su famila, hágalo. ¿O es que va a tomar más pastillas para encima pasarlo mal? Haga biografía en vez de *curriculum* social. Quizá no trepe en la vida académica pero se lo agradecerán sus neuronas.

ET COLE FELICES, MISERO FUGE

"Únete a los felices, huye de los desgraciados" nos aconsejaba el filósofo Baltasar Gracián.

En la vida, como en los juegos de naipes la mejor baza es el descarte, saber deshacerse de las cartas malas. "Tiene usted que romper vínculos con las personas que le amargan la vida", es una receta de egoismo. Esto lo escribí en 1997, primera edición de mi libro *El extraño caso del Dr. Parkinson*.[175] Entonces lo puse en un capítulo polémico sobre "tratamientos heterodoxos". Ahora lo considero una terapia fundamental.

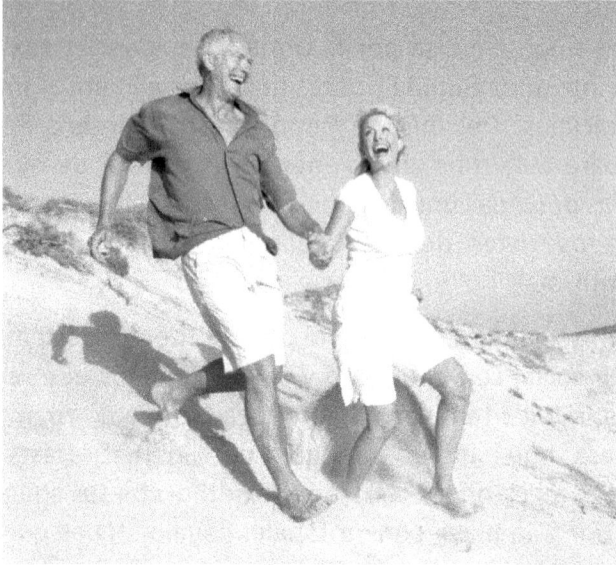

El *ejercicio* y la actividad física, sobre todo al *aire libre*, es el mejor tratamiento natural de la enfermedad de Parkinson.

Mejora músculos y articulaciones, libera endorfinas, relaja, aumenta la dopamina y favorece la plasticidad neuronal.

X. Ejercicio y aire libre

Hay dos tipos de parkinsonianos: los que van mal y mueren pronto[280] (porque sólo toman medicamentos) y los que viven más años, y mejor, porque, además de tomar pastillas, hacen ejercicio.[161]

A todos los parkinsonianos les recomiendan fisioterapia y rehabilitación. Y pocos lo hacen, porque lo olvidan o porque no se los explican claro: el ejercicio sube la dopamina, mejora los síntomas, protege las neuronas nigroestriadas y es el principal tratamiento natural de la enfermedad de Parkinson. También es preventivo: los que hicieron ejercicio intenso cuando eran jóvenes tienen menos riesgo de padecer párkinson.[506, 555]

Todos los parkinsonianos, todos los días, deben hacer ejercicio, en un centro de rehabilitación o supervisados: eso mejora la motricidad, la capacidad funcional global, la memoria y otros trastornos.[221] El mejor ejercicio es caminar todos los días. Para ejercicios en casa hay libros muy útiles[43, 82] y valiosas recomendaciones en Internet.[634]

EFECTOS PERIFÉRICO Y CENTRAL

El ejercicio tiene ventajas periféricas: las articulaciones se hacen más flexibles, se evita la osteoporosis y se fortalecen los músculos. Y también beneficios centrales: reprograma los circuitos cerebrales motores.

En parkinsonianos, el ejercicio aumenta la dopamina del estriado,[408] mejora los síntomas,[627] favorece la plasticidad neuronal y la neurogénesis[346] y perfecciona el control motor, disminuyendo las caídas. También evitan la depresión y los trastornos del sueño. En conjunto, aumenta la independencia funcional, la percepción de bienestar y la calidad de vida.[34]

PROGRAMA DE EJERCICIOS

El fisioterapeuta programa los ejercicios adaptándolos a cada paciente según su flexibilidad, fuerza y capacidad cardiovascular. Es necesario un informe previo del cardiólogo.

Los ejercicios se orientan a mejorar la coordinación, el equilibrio, la marcha y otros desplazamientos adaptados a sus especiales posturas.[579]

El fisioterapeuta tendrá en cuenta las peculiaridades del déficit de control motor en parkinsonianos. Por ejemplo, la terapia física atenderá principamente a las actividades del tronco y a los movimientos más amplios, y usará claves para conseguir pautas motoras rítmicas.[211]

FUNDAMENTOS

Nadie discute que el ejercicio mejora el corazón, pues lo mismo el cerebro: la actividad física previene el párkinson y otras enfermedades neurodegenerativas.[6, 7, 27, 412]

Revisando 8 estudios en 144 parkinsonianos se deduce que el ejercicio promueve la plasticidad neuronal, el volumen de materia gris y los niveles de factores neurotróficos.[208] Hay evidencia de que el ejercicio mejora los síntomas parkinsonianos, el ánimo, la cognición y el sueño.[453] En pacientes tratados, la concentración de levodopa en sangre aumenta con el ejercicio.[452]

NEUROPROTECTOR EN ANIMALES

La actividad física es neuroprotectora porque aumenta la respiración mitocondrial, las respuestas antioxidantes y la neuroplasticidad. Así se muestra en ratones y ratas parkinsonizados con MPTP y 6-OHDP: los animales previamente sometidos a ejercicios quedan protegidos y sufren menos pérdida de neuronas dopaminérgicas y menos trastornos motores y de conducta.[558, 566, 627] Tanto *in vitro* como *in vivo*, en modelos animales, el ejercicio mejora la cognición y la neuroplasticidad, y refuerza los factores neurotróficos, y todavía más si el ejercicio es vigoroso.[6]

En ratones con parkinsonismo crónico inducido por MPTP se compararon los sedentarios y a los que se les obligó durante 18 semanas a ejercicios (en noria). Éstos mostraron mayor movilidad y coordinación, una mejoría funcional mitocondrial y aumento de niveles de dopamina y factores neurotróficos.[285]

LA FLEXIBILIDAD DE LA COLUMNA

Las limitaciones funcionales de los parkinsonianos dependen mucho de la flexibilidad de su columna vertebral. Hay programas especiales de ejercicios de columna en que el paciente hace movimientos pautados que le dan flexibilidad: comienza en decúbito supino y le enseñan a pasar, por fases, a la posición de sentado y, luego, a levantarse. Progresivamente se va mejorando la rigidez axial, se suprimen posturas viciosas y se facilitan los movimientos en la cama.[492]

LOS DEPORTES QUE SE APRENDIERON DE JOVEN

Se prestará atención a deportes que haya realizado antes porque es difícil que aprendan nuevos. Los deportes más apropiados para parkinsonianos son nadar (si sabían antes), el excursionismo y la gimnasia.[154]

HIPOTERAPIA: MONTAR A CABALLO

En griego *hippus* significa caballo. Hipoterapia es el tratamiento a base de cabalgar que puede aplicarse a patologías osteomusculares y de coordinación. El caballo hace de intermediario de los impulsos motores contribuyendo, a través de su actividad, al relajamiento, fortalecimiento y corrección del aparato locomotor.

Al cabalgar, la musculatura tiene que adaptarse constantemente al movimiento del lomo del caballo y eso provoca en el jinete una reorganización postural y una mejor coordinación motora, además de relajarle física y psíquicamente.[209]

Puede beneficiar a los parkinsonianos en fases iniciales siempre que cuenten con un fisioterapeuta especializado, un caballo muy bien entrenado y un auxiliar terapéutico debidamente formado.

ENTRENAMIENTO DE RESISTENCIA

Los parkinsonianos de grado leve a moderado deberían mejorar su rendimiento físico y fuerza de modo similar (y con más motivo) que los sanos de su misma edad. Debe programarse para ellos un entrenamiento atlético y de resistencia porque mejora la fuerza, la flexibilidad y la coordinación.[451, 489]

En 14 parkinsonianos de grado leve a moderado se realizaron entrenamientos de resistencia, durante ocho semanas mejorando la marcha y en su capacidad funcional global.[489]   En otro programa de entrenamiento intensivo incluyendo ejercicios acuáticos durante catorce semanas se demostró una clara mejoría: inesperadamente, hasta las discinesias mejoraron.[451]

MARCHAS DE MONTAÑA

Diecinueve parkinsonianos participaron en un programa de una semana en un albergue de montaña durante el que realizaron cortas marchas (de 3 a 6 kilómetros) diarios por terreno montañoso, además de reuniones y actos sociales. Los beneficios fueron evidentes a la semana, con clara mejoría en las escalas de Parkinson, pero no se mantuvieron a largo plazo: al revisarlos a los 4 meses estaban como al principio. No obstante, está claro que el entrenamiento en un medio como la montaña, con nuevas situaciones y claves visuales resulta beneficioso.[313]

AEROBIC

Aerobicxc es un sistema de preparación física destinado a aumentar la eficiencia de la entrada de oxígeno en el organismo. Los ejercicios aeróbicos típicos (pasear, correr, bailar, nadar, montar en bicicleta, etc.) estimulan la actividad del corazón y pulmones lo suficiente parra producir efectos corporales beneficiosos; al mismo tiempo mejora la fuerza muscular. El entrenamiento aeróbico requiere un mínimo de tres sesiones semanales. En cada sesión la frecuencia cardiaca debe elevarse al nivel de entrenamiento durante al menos veinte minutos.

En personas sanas, y aún más en parkinsonianos, los ejercicios de aerobic reducen el estrés, mejoran el ánimo, aumentan la capacidad física y disminuye la fatiga. En estudio controlado de ejercicio aeróbico (16 semanas) en parkinsonianos no sólo mejoró un 26 % la capacidad ventilatoria (eso también ocurre en cualquier sujeto normal) sino que mejoró la hipocinesia y bloqueo inicial: el tiempo de inicio de movimiento bajó tanto en movimientos simples como en los más selectivos.[45] A recordar que el aerobic puede estar contraindicado en algunos pacientes muy mayores o con cardiopatía.

LAS BICICLETAS SON PARA EL OTOÑO

No sólo los niños y los adolescentes se benefician de la bicicleta. También en el otoño de nuestras vidas (y en el invierno), la bicicleta o la moto desarrollan circuitos neurológicos que se atrofian en los que prefieren la seguridad de las cuatro ruedas. Recordemos esos viejos delgados, ágiles física y mentalmente que han preferido la bicicleta. Durante toda su vida. Durante años desarrollan redes musculares y nerviosas que integran equilibrio, percepción visual y espacial; aparte de la propia actividad física. Es un modo de rehabilitación psico-motriz, con especial atención a circuitos de equilibrio.

El mejor regalo para un hijo (o nieto) y un padre (o abuelo) es una bicicleta. El ritmo de pedaleo es especialmente beneficioso para prevenir el Parkinson o mejorar sus síntomas. Sabemos que todo ejercicio sube la dopamina pero es que el movimiento de pedaleo, las acciones de equilibrio que se realizan continuamente, el sol y el aire que se sienten en la cara, lo que se ve mientras se pasea... todo es un festín de aferencias sensitivas a los núcleos de la base y a la corteza cerebral, a todo el sistema nervioso.

El pedaleo forzado es aún más beneficioso, y se ha comprobado con estudio de conectividad con resonancia magnética. Las técnicas de Resonancia magnética funcional avanzan rápidamente y ofrecen la posibilidad de medir directamente la actividad cerebral y conectividad en pacientes con enfermedad de Parkinson[554] con algunos marcadores que permiten distinguir cambios en sustancia nigra o corteza.[437] En 27 pacientes que durante 8 semanas se les hizo pedalear en bicicleta estática a su ritmo voluntario o forzado. La conectividad funcional aumentó linealmente con el ritmo de pedaleo. Esto demuestra que el ritmo elevado de pedaleo mejora la conectividad tálamo-cortical.[501] En otros estudios también se ha visto que el ejercicio vigoroso es más eficaz[6, 540] y que mejora la rigidez, la marcha, el temblor y las discinesias y puede ser una terapia adecuada.[540]

SOL y AIRE LIBRE

Antes de desayunar necesito que me dé el sol en la cara. Además de generar vitamina D cuando nos exponemos al sol, al aire libre, a la naturaleza o a la calle obtenemos muchas ventajas, las del ejercicio de andar y la nutrición sensorial de estar fuera de casa.

El ejercicio es aún más beneficioso cuando se hace al aire libre. La calle mejora: pasear viendo gente y escaparates mejora a los parkinsonianos. Y todavía más si se pasea en la playa, descalzo sobre la arena, oliendo el mar, con el sol y la brisa acariciando la cara. Es dieta de luz, de viento, de vida.

MÚSCULOS, MENTE Y PLACER

La actividad física es un gran medio para aliviar tensión. Durante el   ejercicio segregamos endorfinas, unos tranquilizantes naturales que relajan el cuerpo de modo fisiológico, y los músculos se fortalecen y estiran. El estiramiento favorece la movilidad articular.

El ejercicio físico, entendido como recreación y placer, es también una forma de delegar en el cuerpo algunas de las virtudes anímicas: la energía, la audacia, la paciencia, regula Se puede nadar, caminar, hacer bicicleta normal o estática. Lo que sea: la actividad física, sobre todo al aire libre, es el mejor tratamiento natural de la enfermedad de Parkinson.

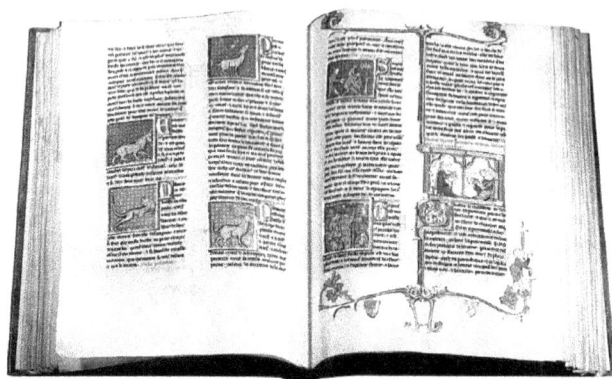

En el texto del libro se incluyen 636 referencias bibliográficas de evidente interés científico.

Bibliografía

1. Abbott RA, Cox M, Markus H, Tomkins A. Diet, body size and micronutrient status in Parkinson's disease. Eur J Clin Nutr 1992; 46:879-884.

2. Aguiar S, Borowski T. Neuropharmacological review of the nootropic herb Bacopa monnieri. Rejuvenation Res. 2013 Aug;16(4):313-26.

3. Aguilar M, Romero S, Molina-Porcel L, Pastor P. Significant improvement of adult-onset dystonia with cannabinoidsbased oromucosal spray. 20th International Congress of Parkinson's Disease and Movement Disorders. Berlin, 2016. Movement Disorders 2016; 31 (Suppl 2):S695-696.

4. Ahlemeyer B, Krieglstein J. Pharmacological studies supporting the therapeutic use of Ginkgo biloba extract for Alzheimer's disease. Pharmacopsychiatry. 2003 Jun;36 Suppl 1:S8-14.

5. Ahlemeyer B, Krieglstein J. Neuroprotective effects of Ginkgo biloba extract. Cell Mol Life Sci. 2003 Sep;60(9):1779-92.

6. Ahlskog JE. Does vigorous exercise have a neuroprotective effect in Parkinson disease? Neurology. 2011 Jul 19;77(3):288-94.

7. Ahlskog JE, Geda YE, Graff-Radford NR, Petersen RC. Physical exercise as a preventive or disease-modifying treatment of dementia and brain aging. Mayo Clin Proc. 2011 Sep;86(9):876-84.

8. Ahmad B, Lapidus LJ. Curcumin prevents aggregation in alfa-synuclein by increasing reconfiguration rate. J Biol Chem. 2012 Mar 16;287(12):9193-9.

9. Ahmad M, Saleem S, Ahmad AS., et al. Ginkgo biloba affords dose-dependent protection against 6-hydroxydopamine-induced parkinsonism in rats: neurobehavioural, neurochemical and immuno-histochemical evidences. J Neurochem. 2005; 93(1): 94–104.

10. Ahmed I, John A, Vijayasarathy C, Robin MA, Raza H. Differential modulation of growth and glutathione metabolism in cultured rat astrocytes by 4-hydroxy-nonenal and green tea polyphenol, epigallocatechin-3-gallate. Neurotoxicology 2002; 23:289-300.

11. Airola P. How to get well. Health Plus Publishers, Phoenix 1988.

12. Akhondzadeh S, Kashani L, Mobaseri M, Hosseini SH, Nikzad S, Khani M. Passionflower in the treatment of opiates withdrawal: a double-blind randomized controlled trial. J Clin Pharm Ther. 2001 Oct;26(5):369-73. (a)

13. Akhondzadeh S, Naghavi HR, Vazirian M, Shayeganpour A, Rashidi H, Khani M. Passionflower in the treatment of generalized anxiety: a pilot double-blind randomized controlled trial with oxazepam. J Clin Pharm Ther 2001; 26:363-367. (b)

14. Albani D, Polito L, Forloni G. Sirtuins as novel targets for Alzheimer's disease and other neurodegenerative disorders: experimental and genetic evidence. J Alzheimers Dis. 2010;19(1):11-26.

15. Albani D, Polito L, Signorini A, Forloni G. Neuroprotective properties of resveratrol in different neurodegenerative disorders. Biofactors. 2010 Sep-Oct;36(5):370-6.

16. Alcalay RN, Gu Y, Mejia-Santana H, Cote L, Marder KS, Scarmeas N. The association between Mediterranean diet adherence and Parkinson's disease. Mov Disord. 2012 May;27(6):771-4.

17. Al-Karawi D, Al Mamoori DA, Tayyar Y. The Role of Curcumin Administration in Patients with Major Depressive Disorder: Mini Meta-Analysis of Clinical Trials. Phytother Res. 2016 Feb;30(2):175-83.

18. Ameri A. The effects of cannabinoids on the brain. Prog Neurobiol 1999; 58:315-348.

19. Amieva H, Meillon C, Helmer C, Barberger-Gateau P, Dartigues JF. Ginkgo biloba extract and long-term cognitive decline: a 20-year follow-up population-based study. PLoS One. 2013;8(1):e52755

20. Anandhan A, Tamilselvam K, Vijayraja D, Ashokkumar N, Rajasankar S, Manivasagam T. Resveratrol attenuates oxidative stress and improves behaviour in 1 -methyl-4-phenyl-1,2,3,6-tetrahydropyridine (MPTP) challenged mice. Ann Neurosci. 2010 Jul;17(3):113-9.

21. Anderson C, Checkoway H, Franklin GM, Beresford S, Smith-Weller T, Swanson PD. Dietary factors in Parkinson's disease: the role of food groups and specific foods. Mov Disord 1999; 14:21-27.

22. Andres K, Bellwald L, Brenner HD. [Empirical study of physically orientated therapy with schizophrenic patients]. Z Klin Psychol Psycopathol Psychother 1993; 41:159-169

23. Anonymous. EGb 761: ginkgo biloba extract, Ginkor. Drugs R D. 2003;4(3):188-93.

24. Apaydin H, Ertan S, Ozekmekci S. Broad bean (Vicia faba) -a natural source of L-dopa- prolongs "on" periods in patients with Parkinson's disease who have "on-off" fluctuations. Mov Disord 2000; 15:164-166.

25. Appel K, Rose T, Fiebich B, Kammler T, Hoffmann C, Weiss G. Modulation of the ?-aminobutyric acid (GABA) system by Passiflora incarnata L. Phytother Res. 2011 Jun;25(6):838-43.

26. Arad S, Bar-Lev Schleider L, Knaani J, Shabtai H, Balash Y, Ezra A, Giladi N, Gurevich T. Medical cannabis for the treatment of Tourette syndrome: A descriptive analysis of 24 patients. 20th International Congress of Parkinson's Disease and Movement Disorders. Berlin, 2016. Movement Disorders 2016; 31 (Suppl 2):S309-S310.

27. Arnao V, Di Raimondo D, Tuttolomondo A, Pinto A. Neurotrophic and Neuroprotective effects of muscle contraction. Curr Pharm Des. 2016 Apr 28. [Epub ahead of print]

28. Ascherio A, Zhang SM, Hernan MA, Kawachi I, Colditz GA, Speizer FE, Willett WC. Prospective study of caffeine consumption and risk of Parkinson's disease in men and women. Ann Neurol 2001; 50:56-63

29. Ashraf W, Pfeiffer RF, Park F, et al. Constipation in Parkinson's disease: objective assessment and response to psyllium. Mov Disord 1997; 12:946–51.

30. Aslanargun P1, Cuvas O, Dikmen B, Aslan E, Yuksel MU. Passiflora incarnata Linneaus as an anxiolytic before spinal anesthesia. J Anesth. 2012 Feb;26(1):39-44.

31. Astarloa R, Mena MA, Sanchez V, de la Vega L, de Yebenes JG. Clinical and pharmacokinetic effects of a diet rich in insoluble fiber on Parkinson disease. Clin Neuropharmacol 1992; 15:375-380.

32. Augustin AD1,2, Charlett A1,3, Weller C1, Dobbs SM1,2,4, Taylor D1,2, Bjarnason I4, Dobbs RJ1,2,4. Quantifying rigidity of Parkinson's disease in relation to laxative treatment: a service evaluation. Br J Clin Pharmacol 2016 Apr 8.

33. Avery A. Aromatherapy and you.Blue Heron Hill Press, Kailua, HI 1992.

34. Baatile J, Langbein WE, Weaver F, Maloney C, Jost MB. Effect of exercise on perceived quality of life of individuals with Parkinson's disease. J Rehabil Res Dev 2000; 37:529-534.

35. Babu US, Wiesenfeld PW, Collins TF, Sprando R, Flynn TJ, Black T, Olejnik N, Raybourne RB. Impact of high flaxseed diet on mitogen-induced proliferation, IL-2 production, cell subsets and fatty acid composition of spleen cells from pregnant and F1 generation Sprague-Dawley rats. Food Chem Toxicol. 2003; 41:905-915

36. Backer JH. Stressors, social support, coping, and health dysfunction in individuals with Parkinson's disease. J Gerontol Nurs 2000;26:6-16.

37. Badia P, et al. 1990. Responsiveness to olfactory stimuli presented in sleep. Physiol Behavior 48: 87-90.

38. Bara-Jimenez W, Sherzai A, Dimitrova T, Favit A, Bibbiani F, Gillespie M, Morris MJ, Mouradian MM, Chase TN. Adenosine A(2A) receptor antagonist treatment of Parkinson's disease. Neurology. 2003 Aug 12;61(3):293-6.

39. Barboza JL, Okun MS2, Moshiree B3. The treatment of gastroparesis, constipation and small intestinal bacterial overgrowth syndrome in patients withParkinson's disease. Expert Opin Pharmacother. 2015;16(16):2449-64.

40. Barichella M, Marczewska A, Vairo A, Canesi M, Pezzoli G. Is underweightness still a major problem in Parkinson's disease patients? Eur J Clin Nutr 2003; 57:543-547.

41. Barranco Quintana JL, Allam MF, Del Castillo AS, Navajas RF. Parkinson's disease and tea: a quantitative review. J Am Coll Nutr. 2009 Feb;28(1):1-6.

42. Bastianetto S, Zheng WH, Quirion R. The Ginkgo biloba extract (EGb 761) protects and rescues hippocampal cells against nitric oxide-induced toxicity: involvement of its flavonoid constituents and protein kinase C. J Neurochem. 2000 Jun;74(6):2268-77.

43. Bayés Rusiañol A. Rehabilitación integral de la enfermedad de Parkinson y otros parkinsonismos. Ars medica, Barcelona 2002.

44. Benton D, Donohoe RT. The effects of nutrients on mood. Public Health Nutr 1999;2:403-9.

45. Bergen JL, Toole T, Elliott RG 3rd, Wallace B, Robinson K, Maitland CG. Aerobic exercise intervention improves aerobic capacity and movement initiation in Parkinson's disease patients. NeuroRehabilitation 2002; 17:161-168

46. Berry EM, Growdon JH, Wurtman JJ, Caballero B, Wurtman RJ. A balanced carbohydrate: protein diet in the management of Parkinson's disease. Neurology 1991; 41:1295-1297.

47. Bertoldi M, Gonsalvi M, Voltattorni CB. Green tea polyphenols: novel irreversible inhibitors of dopa decarboxylase. Biochem Biophys Res Commun. 2001 Jun 1;284(1):90-3.

48. Bia?ecka M, Kurzawski M, Roszmann A, Robowski P, Sitek EJ, Honczarenko K, Gorzkowska A, Budrewicz S, Mak M, Jarosz M, Go??b-Janowska M,Koziorowska-Gawron E, Dro?dzik M, S?awek J. Association of COMT, MTHFR, and SLC19A1(RFC-1) polymorphisms with homocysteine blood levels and cognitive impairment in Parkinson's disease. Pharmacogenet Genomics 2012; 22:716-24.

49. Birks J, Grimley Evans J. Ginkgo biloba for cognitive impairment and dementia. Cochrane Database Syst Rev. 2009 Jan 21;(1):CD003120.

50. Blanchet J, Longpré F, Bureau G, Morissette M, DiPaolo T, Bronchti G, Martinoli MG. Resveratrol, a red wine polyphenol, protects dopaminergic neurons in MPTP-treated mice. Prog Neuropsychopharmacol Biol Psychiatry. 2008 Jul 1;32(5):1243-50.

51. Bone KM. Potential interaction of Ginkgo biloba leaf with antiplatelet or anticoagulant drugs: what is the evidence? Mol Nutr Food Res. 2008 Jul;52(7):764-71.

52. Boniel T, Dannon P. [The safety of herbal medicines in the psychiatric practice] Harefuah 2001; 140:780-805.

53. Bonnefoy M, Drai J, Kostka T. [Antioxidants to slow aging, facts and perspectives]. Presse Med 2002; 31:1174-1184

54. Bové J, Prou D, Perier C, Przedborski S. Toxin-Induced Models of Parkinson's Disease. NeuroRx. 2005 Jul; 2(3): 484–494.

55. Bracco F, Malesani R, Saladini M, Battistin L. Protein redistribution diet and antiparkinsonian response to levodopa. Eur Neurol 1991; 31:68-71.

56. Bradford N (ed). The Hamlyn Encyclopedia of Complementary Health. Reed International Books Ltd, London 1996.

57. Bridi R, Crossetti FP, Steffen VM, Henriques AT. The antioxidant activity of standardized extract of Ginkgo biloba (EGb 761) in rats. Phytother Res 2001; 15:449-451.

58. Broadley KJ, Akhtar Anwar M, Herbert AA, Fehler M, Jones EM, Davies WE, Kidd EJ, Ford WR. Effects of dietary amines on the gut and its vasculature. Br J Nutr. 2009 Jun;101(11):1645-52.

59. Brooker DJ, Snape M, Johnson E, Ward D, Payne M. Single case evaluation of the effects of aromatherapy and massage on disturbed behaviour in severe dementia. Br J Clin Psychol 1997; 36:287-296.

60. Brotchie JM. Adjuncts to dopamine replacement: a pragmatic approach to reducing the problem of dyskinesia in Parkinson's disease. Mov Disord 1998; 13:871-876.

61. Brown E, Hurd NS, McCall S, Ceremuga TE. Evaluation of the anxiolytic effects of chrysin, a Passiflora incarnata extract, in the laboratory rat. AANA J. 2007 Oct;75(5):333-7.

62. Bruce-Keller AJ, Umberger G, McFall R, Mattson MP. Food restriction reduces brain damage and improves behavioral outcome following excitotoxic and metabolic insults. Ann Neurol 1999; 45:8-15.

63. Bruinsma K, Taren DL. Chocolate: food or drug? J Am Diet Assoc 1999; 99:1249-1256.

64. Buckle J. The smell of relief. Psychology today 2000; 33:24.

65. Buckley J. Massage and aromatherapy massage: nursing art and science. Int J Palliat Nurs 2002; 8:276-280.

66. Calder PC. Fatty acids and inflammation: the cutting edge between food and pharma. Eur J Pharmacol. 2011 Sep;668 Suppl 1:S50-8.

67. Calder PC. The role of marine omega-3 (n-3) fatty acids in inflammatory processes, atherosclerosis and plaque stability. Mol Nutr Food Res. 2012 Jul;56(7):1073-80.

68. Calderón-Garcidueñas L, Mora-Tiscareño A, Franco-Lira M, Cross JV, Engle R, Aragón-Flores M, Gómez-Garza G, Jewells V, Medina-Cortina H, Solorio E, Chao CK, Zhu H, Mukherjee PS, Ferreira-Azevedo L, Torres-Jardón R,D'Angiulli A. Flavonol-rich dark cocoa significantly decreases plasma endothelin-1 and improves cognition in urban children. Front Pharmacol. 2013 Aug 22;4:104.

69. Calenda E, Weinstein S. Therapeutic massage. En: Weintraub MI (ed.) Alternative and complementary treatment in neurologic illness. Churchill Livingstone, New York 2001.

70. Camicioli RM, Bouchard TP, Somerville MJ. Homocysteine is not associated with global motor or cognitive measures in nondemented older Parkinson's disease patients. Mov Disord. 2009 Jan 30;24(2):176-82.

71. Cao F, Sun S, Tong ET. Experimental study on inhibition of neuronal toxical effect of levodopa by ginkgo biloba extract on Parkinson disease in rats. J Huazhong Univ Sci Technolog Med Sci. 2003;23:151-3.

72. Caparros-Lefebvre D, Elbaz A. Possible relation of atypical parkinsonism in the French West Indies with consumption of tropical plants: a case-control study. Caribbean Parkinsonism Study Group. Lancet 1999; 354:281-286.

73. Caporael LR. Ergotism: The Satan loosed in Salem? Science 1976; 192: 21-26.

74. Cardoso HD, dos Santos Junior EF, de Santana DF, Gonçalves-Pimentel C, Angelim MK, Isaac AR,Lagranha CJ, Guedes RC, Beltrão EI, Morya E, Rodrigues MC, Andrade-da-Costa BL. Omega-3 deficiency and neurodegeneration in the substantia nigra: involvement of increased nitric oxide production and reduced BDNF expression. Biochim Biophys Acta. 2014 Jun;1840(6):1902-12.

75. Cardoso HD, Passos PP, Lagranha CJ, Ferraz AC, Santos Júnior EF, Oliveira RS, Oliveira PE, Santos Rde C, Santana DF, Borba JM, Rocha-de-Melo AP,Guedes RC, Navarro DM, Santos GK, Borner R, Picanço-Diniz CW, Beltrão EI, Silva JF, Rodrigues MC, Andrade da Costa BL. Differential vulnerability of substantia nigra and corpus striatum to oxidative insult induced by reduced dietary levels of essential fatty acids. Front Hum Neurosci. 2012 Aug 30;6:249.

76. Carod-Artal FJ. Síndromes neurológicos asociados con el consumo de plantas y hongos con componente tóxico (I). Síndromes neurotóxicos causados por la ingestión de plantas, semillas y frutos. Rev Neurol 2003; 36:860-871.

77. Carod-Artal FJ. Síndromes neurológicos asociados con el consumo de plantas y hongos con componente tóxico (II). Hongos y plantas alucinógenos, micotoxinas y hierbas medicinales. Rev Neurol 2003; 36:951-960.

78. Carter JH, Nutt JG, Woodward WR, Hatcher LF, Trotman TL. Amount and distribution of dietary protein affects clinical response to levodopa in Parkinson's disease. Neurology 1989; 39:552-556

79. Caruana M, Vassallo N. Tea Polyphenols in Parkinson's Disease. Adv Exp Med Biol. 2015;863:117-37.

80. Cash AH; el-Mallakh RS; Chamberlain K; Bratton JZ; Li R. Structure of music may influence cognition. Percept Mot Skills 1997; 84:66.

81. Caso Marasco A, Vargas Ruiz R, Salas Villa-gomez A, Begona Infante C. Estudio doble ciego sobre complejo multivitamínico suplementado con extracto estandarizado de Ginseng. Drugs Exp Clin Res 1996; 22: 323-329.

82. Castro García A, López del Val LJ. La enfermedad de Parkinson y la vida cotidiana. Ergón, Madrid 1998.

83. Ceravolo R, Cossu G, Bandettini di Poggio M, Santoro L, Barone P, Zibetti M, Frosini D, Nicoletti V, Manganelli F, Iodice R, Picillo M, Merola A, Lopiano L,Paribello A, Manca D, Melis M, Marchese R, Borelli P, Mereu A, Contu P, Abbruzzese G, Bonuccelli U. Neuropathy and levodopa in Parkinson's disease: evidence from a multicenter study. Mov Disord. 2013 Sep;28(10):1391-7.

84. Chagas MH, Eckeli AL, Zuardi AW, Pena-Pereira MA, Sobreira-Neto MA, Sobreira ET, Camilo MR, Bergamaschi MM, Schenck CH, Hallak JE, Tumas V,Crippa JA. Cannabidiol can improve complex sleep-related behaviours associated with rapid eye movement sleep behaviour disorder in Parkinson's disease patients: a case series. J Clin Pharm Ther. 2014 Oct;39(5):564-6.

85. Chagas MH, Zuardi AW, Tumas V, Pena-Pereira MA, Sobreira ET, Bergamaschi MM, dos Santos AC, Teixeira AL, Hallak JE, Crippa JA. Effects of cannabidiol in the treatment of patients with Parkinson's disease: an exploratory double-blind trial. J Psychopharmacol. 2014;28:1088-98.

86. Chan AL, Leung HW, Wu JW, Chien TW. Risk of hemorrhage associated with co-prescriptions for Ginkgo biloba and antiplatelet or anticoagulant drugs. J Altern Complement Med 2011;17:513-7.

87. Chan DK, Woo J, Ho SC, Pang CP, Law LK, Ng PW, Hung WT, Kwok T, Hui E, Orr K, Leung MF, Kay R. Genetic and environmental risk factors for Parkinson's disease in a Chinese population. J Neurol Neurosurg Psychiatry 1998; 65:781-784

88. Chang LC, Huang N, Chou YJ, Kao FY, Hsieh PC, Huang YT. Patterns of combined prescriptions of aspirin-Ginkgo biloba in Taiwan: a population-based study. J Clin Pharm Ther. 2008 Jun;33(3):243-9.

89. Chao J, Yu MS, Ho YS, Wang M, Chang RC. Dietary oxyresveratrol prevents parkinsonian mimetic 6-hydroxydopamine neurotoxicity. Free Radic Biol Med. 2008 Oct 1;45(7):1019-26.

90. Chaperon F, Thiebot MH. Behavioral effects of cannabinoid agents in animals. Crit Rev Neurobiol 1999; 13:243-281.

91. Checkoway H, Powers K, Smith-Weller T, Franklin GM, Longstreth WT Jr, Swanson PD. Parkinson's disease risks associated with cigarette smoking, alcohol consumption, and caffeine intake. Am J Epidemiol 2002; 155:732-738

92. Cheesman S, Christian R, Cresswell J. Exploring the value of shiatsu in palliative care day services. Int J Palliat Nurs 2001; 7:234-239.

93. Chen CF, Chiou WF, Zhang JT. Comparison of the pharmacological effects of Panax ginseng and Panax quinquefolium. Acta Pharmacol Sin. 2008 Sep;29(9):1103-8.

94. Chen WW, Cheng X, Zhang X, Zhang QS, Sun HQ, Huang WJ, Xie ZY. The expression features of serum Cystatin C and homocysteine of Parkinson's disease with mild cognitive dysfunction. Eur Rev Med Pharmacol Sci. 2015 Aug;19(16):2957-63.

95. Chen XC, Zhou YC, Chen Y, Zhu YG, Fang F, Chen LM. Ginsenoside Rg1 reduces MPTP-induced substantia nigra neuron loss by suppressing oxidative stress. Acta Pharmacol Sin. 2005 Jan;26:56-62.

96. Cherkin DC, Sherman KJ, Deyo RA, Shekelle PG. A review of the evidence for the effectiveness, safety, and cost of acupuncture, massage therapy, and spinal manipulation for back pain. Ann Intern Med. 2003 Jun 3;138(11):898-906.

97. Cho IH. Effects of Panax ginseng in Neurodegenerative Diseases. J Ginseng Res 2012;36:342-53.

98. Choi JY, Park CS, Kim DJ, Cho MH, Jin BK, Pie JE, Chung WG. Prevention of nitric oxide-mediated 1-methyl-4-phenyl-1,2,3,6-tetrahydropyridine-induced Parkinson's disease in mice by tea phenolic epigallocatechin 3-gallate. Neurotoxicology 2002; 23: 367-374

99. Choi S, Jung SY, Lee JH, Sala F, Criado M, Mulet J, Valor LM, Sala S, Engel AG, Nah SY. Effects of ginsenosides, active components of ginseng, on nicotinic acetylcholine receptors expressed in Xenopus oocytes. Eur J Pharmacol 2002; 442:37-45.

100. Churchill JD, Gerson JL, Hinton KA, Mifek JL, Walter MJ, Winslow CL, Deyo RA. The nootropic properties of ginseng saponin Rb1 are linked to effects on anxiety. Integr Physiol Behav Sci 2002; 37: 178-187.

101. Coon JT, Ernst E. Panax ginseng: a systematic review of adverse effects and drug interactions. Drug Saf 2002; 25:323-344.

102. Conrad GD. Is ginkgo biloba and/or a multivitamin-multimineral supplement a therapeutic option for Parkinson's disease? A case report. Glob Adv Health Med. 2014 Jul;3(4):43-4.

103. Coulombe K, Saint-Pierre M, Cisbani G, St-Amour I, Gibrat C, Giguère-Rancourt A, Calon F, Cicchetti F. Partial neurorescue effects of DHA following a 6-OHDA lesion of the mouse dopaminergic system. J Nutr Biochem. 2016 Apr;30:133-42.

104. Cox PA, Sacks OW. Cycad neurotoxins, consumption of flying foxes, and ALS-PDC disease in Guam. Neurology 2002; 58: 956-9.

105. Cullen L, Barlow J. 'Kiss, cuddle, squeeze': the experiences and meaning of touch among parents of children with autism attending a Touch Therapy Programme. J Child Health Care 2002; 6:171-181.

106. da Rocha Lindner G, Bonfanti Santos D, Colle D, Gasnhar Moreira EL, Daniel Prediger R, Farina M, Khalil NM,Mara Mainardes R. Improved neuroprotective effects of resveratrol-loaded polysorbate 80-coated poly(lactide) nanoparticles in MPTP-induced Parkinsonism. Nanomedicine 2015; 10:1127-38.

107. Dartigues JF, Carcaillon L, Helmer C, Lechevallier N, Lafuma A, Khoshnood B. Vasodilators and nootropics as predictors of dementia and mortality in the PAQUID cohort. J Am Geriatr Soc 2007; 55:395-9.

108. Darvesh AS, Carroll RT, Bishayee A, Novotny NA, Geldenhuys WJ, Van der Schyf CJ. Curcumin and neurodegenerative diseases: a perspective. Expert Opin Investig Drugs. 2012 Aug;21(8):1123-40. doi: 10.1517/13543784.2012.693479. Epub 2012 Jun 6.

109. Das A, Shanker G, Nath C, Pal R, Singh S, Singh H. A comparative study in rodents of standardized extracts of Bacopa monniera and Ginkgo biloba: anticholinesterase and cognitive enhancing activities. Pharmacol Biochem Behav. 2002 Nov;73(4):893-900.

110. de Castro-Neto EF, da Cunha RH, da Silveira DX, Yonamine M, Gouveia TL, Cavalheiro EA, Amado D, Naffah-Mazzacoratti Mda G. Changes in aminoacidergic and monoaminergic neurotransmission in the hippocampus and amygdala of rats after ayahuasca ingestion. World J Biol Chem. 2013 Nov 26;4(4):141-7.

111. DeFeudis FV, Drieu K. Ginkgo biloba extract (EGb 761) and CNS functions: basic studies and clinical applications. Curr Drug Targets. 2000 Jul;1(1):25-58.

112. de la Torre R, de Sola S, Hernandez G, Farré M, Pujol J, Rodriguez J, Espadaler JM, Langohr K, Cuenca-Royo A, Principe A, Xicota L, Janel N, Catuara-Solarz S, Sanchez-Benavides G, Bléhaut H, Dueñas-Espín I, Del Hoyo L, Benejam B, Blanco-Hinojo L, Videla S, Fitó M, Delabar JM, Dierssen M; TESDAD study group. Safety and efficacy of cognitive training plus epigallocatechin-3-gallate in young adults with Down's syndrome (TESDAD): a double-blind, randomised, placebo-controlled, phase 2 trial. Lancet Neurol. 2016 Jul;15(8):801-10.

113. de Oliveira RM, Pais TF, Outeiro TF. Sirtuins: common targets in aging and in neurodegeneration. Curr Drug Targets. 2010 Oct;11(10):1270-80.

114. Dergal JM, Gold JL, Laxer DA, Lee MS, Binns MA, Lanctot KL, Freedman M, Rochon PA. Potential interactions between herbal medicines and conven-tional drug therapies used by older adults attending a memory clinic. Drugs Aging 2002; 19:879-886.

115. Der Giessen RV, Olanow W, Lees A, Wagner H. Method for preparing Mucuna pruriens see extract. United States Patent, US 7,470,441 B2, Dec. 30, 2008.

116. Deyama T, Nishibe S, Nakazawa Y. Constituents and pharmacological effects of Eucommia and Siberian ginseng. Acta Pharmacol Sin 2001; 22:1057-1070.

117. Dhawan K. Drug/substance reversal effects of a novel tri-substituted benzoflavone moiety (BZF) isolated from Passiflora incarnata Linn.--a brief perspective. Addict Biol. 2003 Dec;8(4):379-86.

118. Dhawan K, Kumar S, Sharma A. Anti-anxiety studies on extracts of Passiflora incarnata Linneaus. J Ethnopharmacol 2001; 78:165-170.

119. Dhawan K, Sharma A. Antitussive activity of the methanol extract of Passiflora incarnata leaves. Fitoterapia 2002; 73:397-399.a

120. Dhawan K, Kumar S, Sharma A. Anxiolytic activity of aerial and underground parts of Passiflora incarnata. Fitoterapia 2001; 72:922-926.

121. Dhawan K, Kumar S, Sharma A. Comparative anxiolytic activity profile of various preparations of Passiflora incarnata linneaus: a comment on medicinal plants' standardization. J Altern Complement Med 2002; 8:283-291.b

122. Dhawan K, Kumar S, Sharma A. Reversal of cannabinoids (delta9-THC) by the benzoflavone moiety from methanol extract of Passiflora incarnata Linneaus in mice: a possible therapy for cannabinoid addiction. J Pharm Pharmacol. 2002 Jun;54(6):875-81. (C)

123. Diamond BJ, Shiflett SC, Feiwel N, Matheis RJ, Noskin O, Richards JA, Schoenberger NE. Ginkgo biloba extract: mechanisms and clinical indications. Arch Phys Med Rehabil. 2000;81:668-78.

124. Diego MA, Field T, Hernandez-Reif M, Shaw JA, Rothe EM, Castellanos D, Mesner L. Aggressive adolescents benefit from massage therapy. Adoles-cence 2002; 37:597-607.

125. Di Marzo, Bisogno T, De Petrocellis L. Endocannabinoids: new targets for drug development. Curr Pharm Des 2000; 6:1361-1380

126. Donoyama N, Suoh S, Ohkoshi N. Effectiveness of Anma massage therapy in alleviating physical symptoms in outpatients with Parkinson's disease: a before-after study. Complement Ther Clin Pract 2014 Nov;20(4):251-61.

127. dos Santos EF, Busanello EN, Miglioranza A, Zanatta A, Barchak AG, Vargas CR, Saute J, Rosa C, Carrion MJ, Camargo D, Dalbem A, da Costa JC, de Sousa Miguel SR, de Mello Rieder CR, Wajner M. Evidence that folic acid deficiency is a major determinant of hyperhomocysteinemia in Parkinson's disease. Metab Brain Dis. 2009 Jun;24(2):257-69.

128. Dos Santos KC, Borges TV, Olescowicz G, Ludka FK, Santos CA, Molz S. Passiflora actinia hydroalcoholic extract and its major constituent, isovitexin, are neuroprotective against glutamate-induced cell damage in mice hippocampal slices. J Pharm Pharmacol. 2016 Feb;68(2):282-91.

129. Dos Santos RG, Osório FL, Crippa JA, Hallak JE. Antidepressive and anxiolytic effects of ayahuasca: a systematic literature review of animal and human studies. Rev Bras Psquiatr 2016; 38:65-72.

130. Dror Y, Stern F, Berner YN, Kaufmann NA, Berry E, Maaravi Y, Altman H, Cohen A, Leventhal A, Kaluski DN. [Micronutrient (vitamins and minerals) supple-mentation for the elderly, suggested by a special committee nominated by Ministry of Health]. Harefuah 2001; 140:1062-7, 1117.

131. Du XX, Xu HM, Jiang H, Song N, Wang J, Xie JX.. Curcumin protects nigral dopaminergic neurons by iron-chelation in the 6-hydroxydopamine rat model of Parkinson's disease. Neurosci Bull 2012; 28:253-8.

132. Duan W, Ladenheim B, Cutler RG, Kruman II, Cadet JL, Mattson MP. Dietary folate deficiency and elevated homocysteine levels endanger dopaminergic neurons in models of Parkinson's disease. J Neurochemistry 2002; 80:101-110.

133. Duan W, Mattson MP. Dietary restriction and 2-deoxyglucose administration improve behavioral outcome and reduce degeneration of dopaminergic neurons in models of Parkinson's disease. J Neurosci Res 1999; 57:195-206.

134. Duke JA. The green pharmacy. Radale Press, Emaus 1997.

135. Durlach PJ. The effects of a low dose of caffeine on cognitive performance. Psychopharmacology (Berl) 1998; 140:116-119.

136. Dutta D, Mohanakumar KP. Tea and Parkinson's disease: Constituents of tea synergize with antiparkinsonian drugs to provide better therapeutic benefits. Neurochem Int. 2015 Oct;89:181-90.

137. Edwards, L. 1994. Aromatherapy and essential oils. Healthy and Natural Journal, Oct, 134-137.

138. Ellgring H, Seiler S, Perleth B, Frings W, Gasser T, Oertel W. Psychosocial aspects of Parkinson's disease. Neurology. 1993 Dec;43(12 Suppl 6):S41-4.

139. Elphick MR, Egertova M. The neurobiology and evolution of cannabinoid signalling. Philos Trans R Soc Lond B Biol Sci 2001 Mar 29;356(1407):381-408

140. Ellis JM, Reddy P. Effects of Panax ginseng on quality of life. Ann Pharmacother 2002; 36:375-379.

141. Engelberg D, McCutcheon A, Wiseman S. A case of ginseng-induced mania. J Clin Psychopharmacol 2001 Oct;21(5):535-7.

142. Ernst E. The risk-benefit profile of commonly used herbal therapies: Ginkgo, St. John's Wort, Ginseng, Echinacea, Saw Palmetto, and Kava. Ann Intern Med 2002;136:42-53.

143. Esin RG, Naprienko MV, Mukhametova ER, Khairullin IK, Esin OR. [Tanakan as a multimodal cytoprotective factor in general medicine (II)]. Zh Nevrol Psikhiatr Im S S Korsalova 2015; 115:177-82.

144. Fall PA, Fredrikson M, Axelson O, Granerus AK. Nutritional and occupational factors influencing the risk of Parkinson's disease: a case-control study in southeastern Sweden. Mov Disord 1999; 14:28-37.

145. Farlow M. A clinical overview of cholinesterase inhibitors in Alzheimer's disease. Int Psychogeriatr. 2002;14 Suppl 1:93-126.

146. Farr T, Nottle C, Nosaka K, Sacco P. The effects of therapeutic massage on delayed onset muscle soreness and muscle function following downhill walking. J Sci Med Sport. 2002 Dec;5(4):297-306.

147. Farre Albaladejo M. Complicaciones neurológicas de la drogadicción. Aspectos generales. Complicaciones producidas por cannabis, drogas de diseño y substancias volátiles. Arch Neurobiol (Madr) 1989; 52 (Suppl 1):143-148.

148. Favaro VM, Yonamine M, Soares JC, Oliveira MG. Effects of long-term ayahuasca administration on memory and anxiety in rats. PLoS One 2015;10:e0145840.

149. Feany MB, Bender WW. A Drosophila model of Parkinson's disease. Nature 2000; 23;404(6776):394-8.

150. Fernandez N, Carriedo D, Sierra M, Diez MJ, Sahagun A, Calle A, Gonzalez A, Garcia JJ. Hydrosoluble fiber (Plantago ovata husk) and levodopa II: experimental study of the pharmacokinetic interaction in the presence of carbidopa. Eur Neuropsychopharmacol. 2005 Oct;15(5):505-9.

151. Fernández-Fernández L, Esteban G, Giralt M, Valente T, Bolea I, Solé M, Sun P, Benítez S, Morelló JR, Reguant J, Ramírez B, Hidalgo J, Unzeta M. Catecholaminergic and cholinergic systems of mouse brain are modulated by LMN diet, rich in theobromine, polyphenols and polyunsaturated fatty acids. Food Funct. 2015 Apr;6(4):1251-60.

152. Fernandez-Martinez MN, Hernandez-Echevarria L, Sierra-Vega M, Diez-Liebana MJ, Calle-Pardo A, Carriedo-Ule D, Sahagún-Prieto AM, Anguera-Vila A, Garcia-Vieitez JJ. A randomised clinical trial to evaluate the effects of Plantago ovata husk in Parkinson patients: changes in levodopa pharmacokinetics and biochemical parameters. BMC Complement Altern Med. 2014 Aug 12;14:296.

153. Ferry P, Johnson M, Wallis P. Use of complementary therapies and non-prescribed medication in patients with Parkinson's disease. Postgrad Med J 2002; 78:612-614

154. Fertl E, Doppelbauer A, Auff E. Physical activity and sports in patients suffering from Parkinson's disease in comparison with healthy seniors. J Neural Transm Park Dis Dement Sect 1993;5(2):157-61.

155. Field T. Violence and touch deprivation in adolescents. Adolescence 2002; 37:735-49.

156. Field T, Ironson G, Scafjdi F, Nawrocki T, Goncalves A, Burman I, Pickens J, Fox N, Schanberg S, Kuhn C. Massage therapy reduces anxiety and enhances EEG pattern of alertness and math computations. Int J Neurosci 1996; 86:197-205.

157. Flint Beal M, Henshaw DR, Jenkins BG, Rosen BR, Schulz JB. Coenzyme Q10 and nicotinamide block striatal lesions produced by the mitochondrial toxin malonate. Ann Neurol. 1994;36:882-888.

158. Flint Beal M, Matthews RT. Coenzyme Q10 in the central nervous system and its potential usefulness in the treatment of neurodegenerative diseases. Mol Aspects Med. 1997;18(S);s169-s179.

159. Flint Beal M, Matthews RT, Tieleman A, Shults CW. Coenzyme Q10 attenuates the 1-methyl-4-phenyl-1,2,3,6-tetrahydropyridine (MPTP) induced loss of striatal dopamine and dopaminergic axons in aged mice. Brain Res. 1998;783:109-114

160. Food and Drug Administration (FDA. Complementary and Alternative Medicine Products and their Regulation by the Food and Drug Administration». Office of Policy and Planning, Office of the Commissioner, Dept. of Health and Human Services, US Government. 2007. Plantilla:PD-notice

161. Formisano,R., Pratesi, L., Modarelli, F., Bonefati, V., Meco, G. (1992). Rehabilitation and parkinson's disease. Scandinavian Journal of Rehabilitation and Medicine, 24; 157-160.

162. Frazier LD. Coping with disease-related stressors in Parkinson's disease. Gerontologist. 2000 Feb;40(1):53-63.

163. Frecska E1, Bokor P2, Winkelman M3. The Therapeutic Potentials of Ayahuasca: Possible Effects against Various Diseases of Civilization. Front Pharmacol. 2016 Mar 2;7:35.

164. Fungeld EW. A natural and broad spectrum nootropic substance for treatment of SDAT—the Ginkgo biloba extract. Prog Clin Biol Res 1989;317:1247-60.

165. Fusco S, Pani G. Brain response to calorie restriction. Cell Mol Life Sci. 2013;70:3157-70.

166. Fusco S, Ripoli C, Podda MV, Ranieri SC, Leone L, Toietta G, McBurney MW, Schütz G, Riccio A, Grassi C, Galeotti T, Pani G. A role for neuronal cAMP responsive-element binding (CREB)-1 in brain responses to caloric restriction. Proc Natl Acad Sci U S A. 2012 Jan 10;109(2):621-6.

167. Gale CR, Braidwood EA, Winter PD, Martyn CN. Mortality from Parkinson's disease and other causes in men who were prisoners of war in the Far East. Lancet. 1999 Dec 18-25;354(9196):2116-8.

168. Galluzzi S, Zanetti O, Binetti G, Trabucchi M, Frisoni GB. Coma in a patient with Alzheimer's disease taking low dose trazodone and gingko biloba. J Neurol Neurosurg Psychiatry. 2000 May;68(5):679-80.

169. Gao J, Wang WY, Mao YW, Gräff J, Guan JS, Pan L, Mak G, Kim D, Su SC, Tsai LH. A novel pathway regulates memory and plasticity via SIRT1 and miR-134. Nature 2010;466:1105-9.

170. Garcia JJ, Fernandez N, Carriedo D, Diez MJ, Sahagun A, Gonzalez A, Calle A, Sierra M. Hydrosoluble fiber (Plantago ovata husk) and levodopa I: experimental study of the pharmacokinetic interaction. Eur Neuropsychopharmacol. 2005 Oct;15(5):497-503.

171. Gardner CD, Zehnder JL, Rigby AJ, Nicholus JR, Farquhar JW. Effect of Ginkgo biloba (EGb 761) and aspirin on platelet aggregation and platelet function analysis among older adults at risk of cardiovascular disease: a randomized clinical trial. Blood Coagul Fibrinolysis. 2007 Dec;18(8):787-93.

172. Gerdeman G, Lovinger DM. CB1 cannabinoid receptor inhibits synaptic release of glutamate in rat dorsolateral striatum. J Neurophysiol. 2001 Jan;85(1):468-71.

173. Gómez del Rio MA, Sánchez-Reus MI, Iglesias I, Pozo MA, García-Arencibia M, Fernández-Ruiz J, García-García L, Delgado M, Benedi J. Neuroprotective Properties of Standardized Extracts of Hypericum perforatum on Rotenone Model ofParkinson's Disease. CNS Neurol Disord Drug Targets. 2013 Aug;12(5):665-79.

174. González-Burgos E, Fernandez-Moriano C, Gómez-Serranillos MP. Potential neuroprotective activity of Ginseng in Parkinson's disease: a review. J Neuroimmune Pharmacol. 2015 Mar;10(1):14-29.

175. González-Maldonado R. El extraño caso del Dr. Parkinson. Grupo Editorial Universitario, Granada 1997.

176. González-Maldonado R. Mucuna contra Parkinson,tratamiento con levodopa natural. North Charleston: CreateSpace; 2014.

177. González-Maldonado R. Parkinson y estrés. North Charleston: CreateSpace; 2013.

178. González-Maldonado R. Tratamientos heterodoxos en la enfermedad de Parkinson. North Charleston: CreateSpace; 2013.

179. González-Maldonado R, González-Redondo R, Di Caudo C. Beneficio de la combinación de mucuna, té verde y levodopa/benseracida en la enfermedad de Parkinson. Rev Neurol 2016; 62:525-526.

180. González-Maldonado R, González-Redondo R, Di Caudo C. The clinical effects of mucuna and green tea in combination with levodopa-benserazide in advanced Parkinson's disease: Experience from a case report. International Parkinson and Movement Disorders Society, Berlin june 2016. Mov Disord 2016; 31 Suppl 2, pp. S639.

181. Gorkow C, Wuttke W, Marz RW. [Effectiveness of Vitex agnus-castus preparations]. Wien Med Wochenschr 2002;152(15-16):364-72

182. Goutopoulos A, Makriyannis A. From cannabis to cannabinergics: new therapeutic opportunities. Pharmacol Ther 2002 Aug;95(2):103-17.

183. Grantham C, Geerts H. The rationale behind cholinergic drug treatment for dementia related to cerebrovascular disease. J Neurol Sci. 2002 Nov 15;203-204:131-6.

184. Greene SM, Griffin WA. Symptom study in context: effects of marital quality on signs of Parkinson's disease during patient-spouse interaction. Psychiatry. 1998 Spring;61(1):35-45.

185. Griffin WA, Greene SM. Social interaction and symptom sequences: a case study of orofacial bradykinesia exacerbation in Parkinson's disease during negative marital interaction. Psychiatry. 1994 Aug;57(3):269-74.

186. Grunblatt E, Mandel S, Maor G, et al. Gene Expression Analysis in N-methyl-4-phenyl-1,2,3,6-tetrahydropyridine Mice Model of Parkinson's Disease Using cDNA Microarray: Effect of R-Apomorphine. J Neurochem. 2001;78:1-12.

187. Grundmann O, Wähling C, Staiger C, Butterweck V. Anxiolytic effects of a passion flower (Passiflora incarnata L.) extract in the elevated plus maze in mice. Pharmazie. 2009 Jan;64(1):63-4.

188. Grundmann O, Wang J, McGregor GP, Butterweck V. Anxiolytic activity of a phytochemically characterized Passiflora incarnata extract is mediated via the GABAergic system. Planta Med. 2008 Dec;74(15):1769-73. doi: 10.1055/s-0028-1088322. Epub 2008 Nov 12.

189. Guerranti R, Aguiyi JC, Errico E, Pagani R, Marinello E. Effects of Mucuna pruriens extract on activation of prothrombin by Echis carinatus venom. J Ethnopharmacol 2001;75:175-180.

190. Guggenheim M. Dioxyphenilalanin, eine neue Aminosäure aus Vicia faba. Z Physiol Chem 1913; 88:276-284.

191. Guo S, Yan J, Yang T, Yang X, Bezard E, Zhao B. Protective effects of green tea polyphenols in the 6-OHDA rat model of Parkinson's disease through inhibition of ROS-NO pathway. Biol Psychiatry. 2007 Dec 15;62(12):1353-62. Epub 2007 Jul 12.

192. Hadfield N. The role of aromatherapy massage in reducing anxiety in patients with malignant brain tumours. Int J Palliat Nurs. 2001 Jun;7(6):279-85.

193. Haglin L, Selander B. [Diet in Parkinson disease]. Tidsskr Nor Laegeforen. 2000;120(5):576-8.

194. Haltenhof H, Krakow K, Zofel P, Ulm G, Buhler KE. [Coping behaviors in Parkinson's disease]. Nervenarzt. 2000 Apr;71(4):275-81.

195. Hammond DC, Kabbani S. Neurohypnosis. En: Weintraub MI (ed.)Alternative and complementary treatment in neurologic illness. Churchill Livingstone, New York 2001.

196. Haneishi E. Effects of a music therapy voice protocol on speech intelligibility, vocal acoustic measures, and mood of individuals with Parkinson's disease. J Music Ther. 2001 Winter;38(4):273-90.

197. Harkey MR, Henderson GL, Gershwin ME, Stern JS, Hackman RM. Variability in commercial ginseng products: an analysis of 25 preparations. Am J Clin Nutr 2001

198. Hashiguchi M, Ohta Y, Shimizu M, Maruyama J, Mochizuki M. Meta-analysis of the efficacy and safety of Ginkgo biloba extract for the treatment of dementia. J Pharm Health Care Sci 2015;1:14.

199. Head RJ, McLennan PL, Raederstorff D, Muggli R, Burnard SL, McMurchie EJ. Prevention of nerve conduction deficit in diabetic rats by polyunsaturated fatty acids. Am J Clin Nutr 2000; 71(1Suppl):386S-392S.

200. Helland IB, Smith L, Saarem K, Saugstad OD, Drevon CA. Maternal supplementation with very-long-chain n-3 fatty acids during pregnancy and lactation augments children's IQ at 4 years of age. Pediatrics. 2003 Jan;111(1):e39-44

201. Hellenbrand W, Seidler A, Boeing H, Robra BP, Vieregge P, Nischan P, Joerg J, Oertel WH, Schneider E, Ulm G. Diet and Parkinson's disease. I: A possible role for the past intake of specific foods and food groups. Results from a self-administered food-frequency questionnaire in a case-control study. Neurology 1996 Sep;47(3):636-43. (b)

202. Henderson L, Yue QY, Bergquist C, Gerden B, Arlett P. St John's wort (Hypericum perforatum): drug interactions and clinical outcomes. Br J Clin Pharmacol 2002 Oct;54(4):349-56.

203. Heo JH, Lee ST, Chu K, Oh MJ, Park HJ, Shim JY, Kim M. Heat-processed ginseng enhances the cognitive function in patients with moderately severe Alzheimer's disease. Nutr Neurosci. 2012 Nov;15(6):278-82.

204. Hermann W. Significance of hyperhomocysteinemia. Clin Lab. 2006;52(7-8):367-74.

205. Herrschaft H, Nacu A, Likhachev S, Sholomov I, Hoerr R, Schlaefke S. Ginkgo biloba extract EGb 761® in dementia with neuropsychiatric features: a randomised, placebo-controlled trial to confirm the efficacy and safety of a daily dose of 240 mg. J Psychiatr Res. 2012 Jun;46(6):716-23.

206. Hilbert JE, Sforzo GA, Swensen T. The effects of massage on delayed onset muscle soreness. Br J Sports Med. 2003 Feb;37(1):72-5.

207. Hindmarch I, Quinlan PT, Moore KL, Parkin C. The effects of black tea and other beverages on aspects of cognition and psychomotor performance. Psycho-pharmacology (Berl). 1998;139:230-8.

208. Hirsch MA, Iyer SS, Sanjak M. Exercise-induced neuroplasticity in human Parkinson's disease: What is the evidence telling us? Parkinsonism Relat Disord. 2016 Jan;22 Suppl 1:S78-81.

209. Hobert I. Libro completo de Medicina natural. Gaia Ediciones, Madrid 1999.

210. Holland B, Pokorny ME. Slow stroke back massage: its effect on patients in a rehabilitation setting. Rehabil Nurs. 2001 Sep-Oct;26(5):182-6.

211. Homberg V. Motor training in the therapy of Parkinson's disease. Neurology 1993; 43:S45-6.

212. Homola S. Skeptical Inquirer 2003; 1.

213. Hornykiewicz O. L-DOPA: From a biologically inactive amino acid to a successful therapeutic agent Historical review article. Amino Acids 2002;23(1-3):65-70.

214. Hosamani R, Krishna G, Muralidhara. Standardized Bacopa monnieri extract ameliorates acute paraquat-induced oxidative stress, and neurotoxicity in prepubertal mice brain. Nutr Neurosci. 2014 Aug 25. [Epub ahead of print].

215. Hosamani R, Muralidhara. Neuroprotective efficacy of Bacopa monnieri against rotenone induced oxidative stress and neurotoxicity in Drosophila melanogaster. Neurotoxicology 2009;30:977-85.

216. Howarth AL. Will aromatherapy be a useful treatment strategy for people with multiple sclerosis who experience pain? Complement Ther Nurs Midwifery. 2002 Aug;8(3):138-41.

217. Howe GW. Neurological trauma and family functioning: toward a social neuropsychology. Psychiatry. 1994 Aug;57(3):275-7.

218. Howitz KT, Bitterman KJ, Cohen HY, Lamming DW, Lavu S, Wood JG, Zipkin RE, Chung P, Kisielewski A,Zhang LL, Scherer B, Sinclair DA. Small molecule activators of sirtuins extend Saccharomyces cerevisiae lifespan. Nature. 2003 Sep 11;425(6954):191-6.

219. Hu XW, Qin SM, Li D, Hu LF, Liu CF. Elevated homocysteine levels in levodopa-treated idiopathic Parkinson's disease: a meta-analysis. Acta Neurol Scand. 2013 Aug;128(2):73-82.

220. Huber K, Superti-Furga G. After the grape rush: sirtuins as epigenetic drug targets in neurodegenerative disorders. Bioorg Med Chem. 2011 Jun 15;19(12):3616-24.

221. Hurwitz A. The benefit of a home exercise regimen for ambulatory Parkinson's disease patients. J Neurosci Nurs 1989 Jun;21(3):180-4.

222. Hussain G, Manyam, BV. Mucuna pruriens proves more effective than L-DOPA in Parkinson's disease animal model. Phytotherapy Research 1997;11:419-23.

223. Ihl R, Bachinskaya N, Korczyn AD, Vakhapova V, Tribanek M, Hoerr R, Napryeyenko O; GOTADAY Study Group. Efficacy and safety of a once-daily formulation of Ginkgo biloba extract EGb 761 in dementia with neuropsychiatric features: a randomized controlled trial. Int J Geriatr Psychiatry. 2011 Nov;26(11):1186-94.

224. Ihl R, Tribanek M, Bachinskaya N; GOTADAY Study Group. Efficacy and tolerability of a once daily formulation of Ginkgo biloba extract EGb 761® in Alzheimer's disease and vascular dementia: results from a randomised controlled trial. Pharmacopsychiatry. 2012 Mar;45(2):41-6.

225. Ishige K, Schubert D, Sagara Y. Flavonoids protect neuronal cells from oxidative stress by three distinct mechanisms. Free Radic Biol Med 2001 Feb 15;30(4):433-46.

226. Ishikawa T, Funahashi T, Kudo J. Effectiveness of the Kampo kami-shoyo-san (TJ-24) for tremor of antipsychotic-induced parkinsonism. Psychiatry Clin Neurosci 2000;54:579-582.

227. Izzo AA, Ernst E. Interactions between herbal medicines and prescribed drugs: a systematic review. Drugs 2001;61:2163-2175.

228. Jadiya P, Khan A, Sammi SR, Kaur S, Mir SS, Nazir A. Anti-Parkinsonian effects of Bacopa monnieri: insights from transgenic and pharmacological Caenorhabditis elegans models of Parkinson's disease. Biochem Biophys Res Commun. 2011 Oct 7;413(4):605-10.

229. Jagatha B, Mythri RB, Vali S, Bharath MM. Curcumin treatment alleviates the effects of glutathione depletion in vitro and in vivo: therapeutic implications for Parkinson's disease explained via in silico studies. Free Radic Biol Med. 2008 Mar 1;44(5):907-17.

230. Jansen RL, Brogan B, Whitworth AJ, Okello EJ. Effects of five Ayurvedic herbs on locomotor behaviour in a Drosophila melanogaster Parkinson's disease model. Phytother Res. 2014 Dec;28(12):1789-95.

231. Jarry H, Leonhardt S, Gorkow C, Wuttke W. In vitro prolactin but not LH and FSH release is inhibited by compounds in extracts of Agnus castus: direct evidence for a dopaminergic principle by the dopamine receptor assay. Exp Clin Endocrinol 1994;102:448-454

232. Jarvis MJ. Does caffeine intake enhance absolute levels of cognitive performance? Psychopharmacology (Berl). 1993; 110:45-52.

233. Jayaraj RL, Elangovan N, Manigandan K, Singh S, Shukla S. CNB-001 a novel curcumin derivative, guards dopamine neurons in MPTP model of Parkinson's disease. Biomed Res Int. 2014;2014:236182.

234. Jawna-Zboinska K, Blecharz-Klin K, Joniec-Maciejak I, Wawer A, Pyrzanowska J, Piechal A, Mirowska-Guzel D, Widy-Tyszkiewicz E. Passiflora incarnata L. improves spatial memory, reduces stress, and affects neurotransmission in rats. Phytother Res. 2016 Jan 27.

235. Jellin JM, Gregory P, Batz F, Hitchens K, et al. Natural Medicines Comprehensive Database. Therapeutic Research. Stockton, CA. Green Tea et Black Tea. www.naturaldatabase.com

236. Jellinger KA. Cell death mechanisms in neurodegeneration. J Cell Mol Med 2001; 5:1-17.

237. Jeong KH, Jeon MT, Kim HD, Jung UJ, Jang MC, Chu JW, Yang SJ, Choi IY, Choi MS, Kim SR. Nobiletin protects dopaminergic neurons in the 1-methyl-4-phenylpyridinium-treated rat model of Parkinson's disease. J Med Food. 2015 Apr;18(4):409-14.

238. Ji HF, Shen L. The multiple pharmaceutical potential of curcumin in Parkinson's disease. CNS Neurol Disord Drug Targets. 2014 Mar;13(2):369-73.

239. Jiang TF, Zhang YJ, Zhou HY, Wang HM, Tian LP, Liu J, Ding JQ, Chen SD. Curcumin ameliorates the neurodegenerative pathology in A53T ?-synuclein cell model of Parkinson's disease through the downregulation of mTOR/p70S6K signaling and the recovery of macroautophagy. J Neuroimmune Pharmacol. 2013 Mar;8(1):356-69.

240. Jiang L, Su L, Cui H, Ren J, Li C. [Ginkgo biloba extract for dementia: a systematic review]. Shanghai Arch Psychiatry. 2013 Feb;25(1):10-21.

241. Jiang W, Wang Z, Jiang Y, Lu M, Li X. Ginsenoside Rg1 Ameliorates Motor Function in an Animal Model of Parkinson's Disease. Pharmacology. 2015;96(1-2):25-31.

242. Jimenez-Jimenez FJ, Mateo D, Gimenez-Roldan S. Premorbid smoking, alcohol consumption, and coffee drinking habits in Parkinson's disease: a case-control study. Mov Disord 1992 Oct;7(4):339-44.

243. Jin F, Wu Q, Lu YF, Gong QH, Shi JS. Neuroprotective effect of resveratrol on 6-OHDA-induced Parkinson's disease in rats. Eur J Pharmacol. 2008 Dec 14;600(1-3):78-82.

244. Johnson CC, Gorell JM, Rybicki BA, Sanders K, Peterson EL. Adult nutrient intake as a risk factor for Parkinson's disease. Int J Epidemiol 1999 Dec;28(6):1102-9.

245. Joshi J, Ghaisas S, Vaidya A, Vaidya R, Kamat DV, Bhagwat AN, Bhide S. Early human safety study of turmeric oil (Curcuma longa oil) administered orally in healthy volunteers. J Assoc Physicians India. 2003 Nov;51:1055-60.

246. Joy CB, Mumby-Croft R, Joy LA. Polyunsaturated fatty acid (fish or evening primrose oil) for schizophrenia. Cochrane Database Syst Rev. 2000;(2):CD001257.

247. Judelson DA, Preston AG, Miller DL, Muñoz CX, Kellogg MD, Lieberman HR. Effects of theobromine and caffeine on mood and vigilance. J Clin Psychopharmacol 2013 33:499-506.

248. Jun YL, Bae CH, Kim D, Koo S, Kim S. Korean Red Ginseng protects dopaminergic neurons by suppressing the cleavage of p35 to p25 in a Parkinson's disease mouse model. J Ginseng Res 2015; 39:148-54.

249. Jung UJ, Kim SR. Effects of naringin, a flavanone glycoside in grapefruits and citrus fruits, on the nigrostriatal dopaminergic projection in the adult brain. Neural Regen Res 2014;9:1514-7.

250. Junghanns K, Veltrup C, Wetterling T. Craving shift in chronic alcoholics. Eur Addict Res 2000; 6:64-70.

251. Jurado-Coronel JC, Ávila-Rodriguez M, Echeverria V, Hidalgo OA, Gonzalez J, Aliev G, Barreto GE1. Implication of Green Tea as a Possible Therapeutic Approach for Parkinson Disease. CNS Neurol Disord Drug Targets. 2016;15(3):292-300.

252. Kaada B. [Nocebo--the opposite of placebo]. Tidsskr Nor Laegeforen. 1989;109:814-21.

253. Kamel F, Goldman SM, Umbach DM, Chen H, Richardson G, Barber MR, Meng C, Marras C, Korell M, Kasten M, Hoppin JA, Comyns K, Chade A, Blair A, Bhudhikanok GS, Webster Ross G0, William Langston J, Sandler DP, Tanner CM. Dietary fat intake, pesticide use, and Parkinson's disease. Parkinsonism Relat Disord. 2014 Jan;20(1):82-7.

254. Kang KS, Wen Y, Yamabe N, Fukui M, Bishop SC, Zhu BT. Dual beneficial effects of (-)-epigallocatechin-3-gallate on levodopa methylation and hippocampal neurodegeneration: in vitro and in vivo studies. PLoS One. 2010 Aug 5;5(8):e11951.

255. Kang KS, Yamabe N, Wen Y, Fukui M, Zhu BT. Beneficial effects of natural phenolics on levodopa methylation and oxidative neurodegeneration. Brain Res. 2013 Feb 25;1497:1-14.

256. Kanowski S, Hoerr R. Ginkgo biloba extract EGb 761 in dementia: intent-to-treat analyses of a 24-week, multi-center, double-blind, placebo-controlled, randomized trial. Pharmacopsychiatry. 2003 Nov;36(6):297-303.

257. Kasdan ML, Lewis K, Bruner A, Johnson AL. The nocebo effect: do no harm. J South Orthop Assoc. 1999 Summer;8(2):108-13.

258. Kathuria S, Gaetani S, Fegley D, Valino F, Duranti A, Tontini A, Mor M, Tarzia G, Rana GL, Calignano A, Giustino A, Tattoli M, Palmery M, Cuomo V, Piomelli D. Modulation of anxiety through blockade of anandamide hydrolysis. Nat Med 2002 Dec 2; [epub ahead of print]

259. Katzenschlager R, Evans A, Manson A, Patsalos PN, Ratnaraj N, Watt H, Timmermann L, Van der Giessen R, Lees AJ. Mucuna pruriens in Parkinson's disease: a double blind clinical and pharmacological study. J Neurol Neurosurg Psychiatry. 2004 Dec;75(12):1672-7.

260. Kellogg J. The art of massage. TEACH Services, Brushton, NY 1999.

261. Kempster PA, Bogetic Z, Secombei JW, Martin HD, Balazs NDH, Wahlqvist ML (1993). Motor effects of broad beans (Vicia faba) in Parkinson's disease: single dose studies. Journal of Asia Pacific Clinical Nutrition, 2, 85-89.

262. Kempster PA, Wahlqvist ML. Dietary factors in the management of Parkinson's disease. Nutr Rev 1994;52:51–8.

263. Kennedy DO, Scholey AB, Wesnes KA. Modulation of cognition and mood following administration of single doses of Ginkgo biloba, ginseng, and a ginkgo/ginseng combination to healthy young adults. Physiol Behav 2002; 75:739-751.

264. Kikuchi A, Yamagughi H, Tanida M, Abe T. Effects of odors on cardiac response patterns and subjective states in a reaction time task.Tohoku Psychologica Folia, Vol 51, 1992, 74-82.

265. Kim CS, Park JB, Kim KJ, Chang SJ, Ryoo SW, Jeon BH. Effect of Korea red ginseng on cerebral blood flow and superoxide production. Acta Pharmacol Sin 2002;23:1152-6.

266. Kim HD, Jeong KH, Jung UJ, Kim SR. Naringin treatment induces neuroprotective effects in a mouse model of Parkinson's disease in vivo, but not enough to restore the lesioned dopaminergic system. J Nutr Biochem. 2016 Feb;28:140-6.

267. Kim HG, Ju MS, Shim JS, Kim MC, Lee SH, Huh Y, Kim SY, Oh MS. Mulberry fruit protects dopaminergic neurons in toxin-induced Parkinson's disease models. Br J Nutr 2010;104:8-16.

268. Kim MH, Kim SH, Yang WM. Mechanisms of action of phytochemicals from medicinal herbs in the treatment of Alzheimer's disease. Planta Med. 2014 Oct;80(15):1249-58.

269. Kim MS, Lee JI, Lee WY, Kim SE. Neuroprotective effect of Ginkgo biloba L. extract in a rat model of Parkinson's disease. Phytother Res. 2004; 18(8): 663–6.

270. Kim S, Ahn K, Oh TH, Nah SY, Rhim H. Inhibitory effect of ginsenosides on NMDA receptor-mediated signals in rat hippocampal neurons. Biochem Biophys Res Commun 2002; 296:247-54.

271. Kim YK, Guo Q, Packer L. Free radical scavenging activity of red ginseng aqueous extracts. Toxicology 2002 Mar 20;172(2):149-56.

272. Klemm WR, Lutes SD, Hendrix DV, Warrenburg S. Topographical EEG maps of human response to odors. Chemical Senses 1992; 17: 347-361.

273. Kloszewska I. [Acetylcholinesterase inhibitors--beyond Alzheimer's disease]. Psychiatr Pol 2002; 36 (6 Suppl):133-141.

274. Kneafsey R. The therapeutic use of music in a care of the elderly setting: a literature review. J Clin Nurs. 1997 Sep;6(5):341-6.

275. Koepp MJ, Gunn RN, Lawrence AD, Cunningham VJ, Dagher A, Jones T, Brooks DJ, Bench CJ, Grasby PM. Evidence for striatal dopamine release during a video game. Nature 1998;393:266-8.

276. Kostic VS, Svetel M, Sternic N, Dragasevic N, Przedborski S. Theophylline increases "on" time in advanced parkinsonian patients. Neurology 1999 Jun 10;52(9):1916

277. Koutrouby R. Massage Therapy: The Power of Structured Touch. Healthlogy 2002 (april 16); Editorial Review.

278. Krenn L. [Passion Flower (Passiflora incarnata L.) -a reliable herbal sedative]. Wien Med Wochenschr 2002;152(15-16):404-6.

279. Kulkarni SK, Akula KK, Deshpande J. Evaluation of antidepressant-like activity of novel water-soluble curcumin formulations and St. John's wort in behavioral paradigms of despair. Pharmacology. 2012;89(1-2):83-90.

280. Kuroda K, Tatara K, Takatorage T. Effect of Physical exercise on mortality in patients with parkinson's disease. Acta Neurol Scand 1992; 86:55-59.

281. Lakhan SE, Vieira KF. Nutritional and herbal supplements for anxiety and anxiety-related disorders: systematic review. Nutr J. 2010 Oct 7;9:42.

282. Langsjoen PH, Langsjoen AM. Overview of the use of CoQ10 in cardiovascular disease. Biofactors. 1999;9(2-4):273-84.

283. Langsjoen P, Langsjoen A, Willis R, and Folkers K. The Aging Heart: Reversal of Diastolic Dysfunction Through the Use of Oral CoQ10 in the Elderly. En: Klatz RM and Goldman R (eds.). Anti-Aging Medical Therapeutics. Health Quest Publications. 1997;113-120.

284. Lao CD, Ruffin MT 4th, Normolle D, Heath DD, Murray SI, Bailey JM, Boggs ME, Crowell J, Rock CL, Brenner DE. Dose escalation of a curcuminoid formulation. BMC Complement Altern Med 2006;6:10.

285. Lau YS, Patki G, Das-Panja K, Le WD, Ahmad SO. Neuroprotective effects and mechanisms of exercise in a chronic mouse model of Parkinson's disease with moderate neurodegeneration. Eur J Neurosci. 2011 Apr;33(7):1264-74.

286. Leanderson J; Eriksson E; Nilsson C; Wykman A. Proprioception in classical ballet dancers. A prospective study of the influence of an ankle sprain on proprioception in the ankle joint. Am J Sports Med. 1996 May-Jun. 24(3). P 370-4.

287. Le Bars PL, Katz MM, Berman N, Itil TM, Freedman AM, Schatzberg AF. A placebo-controlled, double-blind, randomized trial of an extract of Ginkgo biloba for dementia. North American EGb Study Group. JAMA. 1997 Oct 22-29;278(16):1327-32.

288. Le Bars PL, Kieser M, Itil KZ. A 26-week analysis of a double-blind, placebo-controlled trial of the ginkgo biloba extract EGb 761 in dementia. Dement Geriatr Cogn Disord. 2000 Jul-Aug;11(4):230-7.

289. Le Bars PL, Velasco FM, Ferguson JM, Dessain EC, Kieser M, Hoerr R. Influence of the severity of cognitive impairment on the effect of the Gnkgo biloba extract EGb 761 in Alzheimer's disease. Neuropsychobiology. 2002;45(1):19-26.

290. Levine BL. Singing and Parkinson's disease. Wpda. APDA Newsletter Winter 1996.

291. Liotti M, Ramig LO, Vogel D, New P, Cook CI, Ingham RJ, Ingham JC, Fox PT. Hypophonia in Parkinson's disease: neural correlates of voice treatment revealed by PET. Neurology. 2003; 60:432-440.

292. Izzo AA, Ernst E. Interactions between herbal medicines and prescribed drugs: a systematic review. Drugs 2001;61:2163-2175.

293. Le Couteur DG, Solon-Biet S, Cogger VC, Mitchell SJ, Senior A, de Cabo R, Raubenheimer D, Simpson SJ. The impact of low-protein high-carbohydrate diets on aging and lifespan. Cell Mol Life Sci. 2016 Mar;73(6):1237-52.

294. Lecrubier Y, Clerc G, Didi R, Kieser M. Efficacy of St. John's wort extract WS 5570 in major depression: a double-blind, placebo-controlled trial. Am J Psychiatry 2002 Aug;159(8):1361-6.

295. Lee JH, Kim SR, Bae CS, Kim D, Hong H, Nah S. Protective effect of ginsenosides, active ingredients of Panax ginseng, on kainic acid-induced neurotoxicity in rat hippocampus. Neurosci Lett 2002; 325:129-133

296. Lee KS, Lee BS, Semnani S, Avanesian A, Um CY, Jeon HJ, Seong KM, Yu K, Min KJ, Jafari M. Curcumin extends life span, improves health span, and modulates the expression of age-associated aging genes in Drosophila melanogaster. Rejuvenation Res. 2010 Oct;13(5):561-70.

297. Lee WH, Loo CY, Bebawy M, Luk F, Mason RS, Rohanizadeh R. Curcumin and its derivatives: their application in neuropharmacology and neuroscience in the 21st century. Curr Neuropharmacol. 2013 Jul;11(4):338-78.

298. Leem E, Nam JH, Jeon MT, Shin WH, Won SY, Park SJ, Choi MS, Jin BK, Jung UJ, Kim SR. Naringin protects the nigrostriatal dopaminergic projection through induction of GDNF in a neurotoxin model of Parkinson's disease. J Nutr Biochem. 2014 Jul;25(7):801-6.

299. Lees A, Olanow WC, Der Giessen RV, Wagner H.Mucuna pruriens and extracts thereof for the treatment of neurological diseases. Patent WO 2004039385-A2, 2004, May 13.

300. Levites Y, Amit T, Mandel S, Youdim MB. Neuroprotection and neurorescue against Abeta toxicity and PKC-dependent release of nonamyloidogenic soluble precursor protein by green tea polyphenol (-)-epigallocatechin-3-gallate. FASEB J. 2003; 17:952-954.

301. Levites Y, Amit T, Youdim MB, Mandel S. Involvement of protein kinase C activation and cell survival/ cell cycle genes in green tea polyphenol (-)-epigallocatechin 3-gallate neuroprotective action. J Biol Chem 2002 Aug 23;277(34):30574-80 (a)

302. Levites Y, Youdim MB, Maor G, Mandel S. Attenuation of 6-hydroxydopamine (6-OHDA)-induced nuclear factor-kappaB (NF-kappaB) activation and cell death by tea extracts in neuronal cultures. Biochem Pharmacol 2002 Jan 1;63(1):21-9 (b)

303. Levites Y, Weinreb O, Maor G, Youdim MB, Mandel S. Green tea polyphenol(-)-epigallocatechin-3-gallate prevents N-methyl-4-phenyl-1,2,3,6-tetrahydropyridine-induced dopaminergic neuro-degeneration. J Neurochem 2001 Sep;78(5):1073-1082.

304. Lieberman A. Coenzyme Q10 and neuroprotection. NPF, 2002. Adaptación de: Lansjoen PH. Introduction to coenzyme Q10.

305. Lieberman HR. The effects of ginseng, ephedrine, and caffeine on cognitive performance, mood and energy. Nutr Rev 2001; 59:91-102. Review.

306. Lieu CA, Kunselman AR, Manyam BV, Venkiteswaran K, Subramanian T. A water extract of Mucuna pruriens provides long-term amelioration of parkinsonism with reduced risk for dyskinesias. Parkinsonism Relat Disord. 2010 Aug;16(7):458-65.

307. Lieu CA, Venkiteswaran K, Gilmour TP, Rao AN, Petticoffer AC, Gilbert EV, Deogaonkar M, Manyam BV, Subramanian T. The Antiparkinsonian and Antidyskinetic Mechanisms of Mucuna pruriens in the MPTP-Treated Nonhuman Primate. Evid Based Complement Alternat Med. 2012;2012:840247.

308. Lim I, van Wegen E, de Goede C, Deutekom M, Nieuwboer A, Willems A, Jones D, Rochester L, Kwakkel G. Effects of external rhythmical cueing on gait in patients with Parkinson's disease: a systematic review. Clin Rehabil. 2005 Oct;19(7):695-713.

309. Liu X, Liu F, Yue R, Li Y, Zhang J, Wang S, Zhang S, Wang R, Shan L, Zhang W. The antidepressant-like effect of bacopaside I: possible involvement of the oxidative stress system and the noradrenergic system. Pharmacol Biochem Behav. 2013 Sep;110:224-30.

310. Liu J, Wang LN, Zhan SY, Xia Y. WITHDRAWN: Coenzyme Q10 for Parkinson's disease. Cochrane Database Syst Rev. 2012 May 16;5:CD008150.

311. Logroscino G, Marder K, Cote L, Tang MX, Shea S, Mayeux R. Dietary lipids and antioxidants in Parkinson's disease: a population-based, case-control study. Ann Neurol 1996 Jan;39(1):89-94.

312. Logroscino G, Marder K, Graziano J, Freyer G, Slavkovich V, Lojacono N, Cote L, Mayeux R. Dietary iron, animal fats, and risk of Parkinson's disease. Mov Disord 1998;13 Suppl 1:13-6.

313. Lokk J. The effects of mountain exercise in Parkinsonian persons - a preliminary study. Arch Gerontol Geriatr. 2000 Aug 1;31(1):19-25.

314. Long J, Gao H, Sun L, Liu J, Zhao-Wilson X. Grape extract protects mitochondria from oxidative damage and improves locomotor dysfunction and extends lifespan in a Drosophila Parkinson's disease model. Rejuvenation Res. 2009 Oct;12(5):321-31.

315. Lötzke D,, Ostermann T,, Büssing A,. Argentine tango in Parkinson disease -a systematic review and meta-analysis. BMC Neurol. 2015 Nov 5;15:226. doi: 10.1186/s12883-015-0484-0.

316. Ludvigson H, Rottman T. Effects of ambient odors of lavender and cloves on cognition, memory, affect and mood. Chemical Sense 1989; 14: 525-536.

317. Luo FC, Wang SD, Qi L, Song JY, Lv T, Bai J. Protective effect of panaxatriol saponins extracted from Panax notoginseng against MPTP-induced neurotoxicity in vivo. J Ethnopharmacol 2011;133:448-53.

318. Luquin MR. Modelos experimentales de enfermedad de Parkinson. Rev Neurol 2000; 31:60-66.

319. Lyon MR, Cline JC, Totosy de Zepetnek J, Shan JJ, Pang P, Benishin C. Effect of the herbal extract combination Panax quinquefolium and Ginkgo biloba on attention-deficit hyperactivity disorder: a pilot study. J Psychiatry Neurosci 2001 May;26(3):221-8.

320. Macdiarmid JI, Hetherington MM. Mood modulation by food: an exploration of affect and cravings in 'chocolate addicts'. Br J Clin Psychol. 1995 Feb;34 (Pt 1):129-38.

321. Macht M, Ellgring H. Behavioral analysis of the freezing phenomenon in Parkinson's disease: a case study. J Behav Ther Exp Psychiatry. 1999 Sep;30(3):241-7.

322. Maher NE, Golbe LI et al. The GenePD Study. Epidemiologic Study of 203 sibling pairs with Parkinson's disease. Neurology 2002; 58:79-84.

323. Mak JC. Potential role of green tea catechins in various disease therapies: progress and promise. Clin Exp Pharmacol Physiol. 2012 Mar;39(3):265-73.

324. Mandel SA, Amit T, Kalfon L, Reznichenko L, Youdim MB. Targeting multiple neurodegenerative diseases etiologies with multimodal-acting greentea catechins. J Nutr. 2008 Aug;138(8):1578S-1583S.

325. Mandel SA, Amit T, Weinreb O, Reznichenko L, Youdim MB. Simultaneous manipulation of multiple brain targets by green tea catechins: a potential neuroprotective strategy for Alzheimer and Parkinson diseases. CNS Neurosci Ther. 2008 Winter;14(4):352-65.

326. Mandel SA, Amit T, Weinreb O, Youdim MB. Understanding the broad-spectrum neuroprotective action profile of green teapolyphenols in aging and neurodegenerative diseases. J Alzheimers Dis. 2011;25(2):187-208.

327. Mally J. [Most frequent causes for hand tremor in clinical practice]. Orv Hetil 1995; 136:2211-2216.

328. Mally J, Stone TW. The effect of theophylline on parkinsonian symptoms. J Pharm Pharmacol 1994; 46:515-517.

329. Mansouri Z1, Sabetkasaei M, Moradi F, Masoudnia F, Ataie A. Curcumin has neuroprotection effect on homocysteine rat model of Parkinson. J Mol Neurosci. 2012 Jun;47(2):234-42.

330. Manyam BV. Beans (Mucuna Pruriens) for Parkinson's disease: an herbal alternative. http://www.parkinson.org/beans.htm (2003).

331. Manyam BV. Paralysis agitans and levodopa in "Ayurveda": ancient Indian medical treatise. Mov Disord 1990;5:47-8

332. Manyam BV, Dhanasekaran M, Hare TA.Effect of antiparkinson drug HP-200 (Mucuna pruriens) on the central monoaminergic neurotransmitters. Phytother Res 2004; 18:97-101.

333. Manyam BV, Sanchez-Ramos JR. Traditional and complementary therapies in Parkinson's disease. Adv Neurol 1999; 80:565-574.

334. Marrelli M, Statti G, Conforti F, Menichini F. New Potential Pharmaceutical Applications of Hypericum Species. Mini Rev Med Chem 2016;16(9):710-20.

335. Markowitz JS, DeVane CL. The emerging recognition of herb-drug interactions with a focus on St. John's wort (Hypericum perforatum). Psychopharmacol Bull 2001 Winter;35(1):53-64.

336. Marsicano G, Goodenough S, Monory K, Hermann H, Eder M, Cannich A, Azad SC, Cascio MG, Gutierrez SO, van der Stelt M, Lopez-Rodriguez ML, Casanova E, Schutz G, Zieglgansberger W, Di Marzo V, Behl C, Lutz B. CB1 cannabinoid receptors and on-demand defense against excitotoxicity. Science 2003; 302:84-88.

337. Martin A, Youdim K, Szprengiel A, Shukitt-Hale B, Joseph J. Roles of vitamins E and C on neurodegenerative diseases and cognitive performance. Nutr Rev 2002 Oct;60(10 Pt 1):308-26.

338. Martín-Fernández JJ, Carles-Díes R, Cañizares F, Parra S, Avilés F, Villegas I, Morsi-Hassan O, Fernández-Barreiro A, Herrero MT. Homocisteína y deterioro cognitivo en la enfermedad de Parkinson. Rev Neurol. 2010 Feb 1-15;50(3):145-51.

339. Marwick Ch. Music that charms for care of premies. JAMA 2000; 283:468-468.

340. Marwick Ch. Music therapist in with data on medical results. JAMA 2000; 283:731-733.

341. Matthews Rt, Yang L, Browne S, Baik M, Flint Beal M. Coenzyme Q10 administration increases brain mitochondrial concentrations and exerts neuroprotective effects. Proc Natl Acad Sci 1998;95: 8892-8897.

342. Mathur D, Goyal K, Koul V, Anand A. The Molecular Links of Re-Emerging Therapy: A Review of Evidence of Brahmi (Bacopamonniera). Front Pharmacol. 2016 Mar 4;7:44..

343. Matson N. Made of stone: a view of Parkinson 'off' periods. Psychol Psychother 2002;75:93-9.

344. Mattson MP. Dietary factors, hormesis and health. Ageing Res Rev 2008;7:43-8.

345. Mattson MP. Gene-diet interactions in brain aging and neurodegenerative disorders. Ann Intern Med. 2003 Sep 2;139(5 Pt 2):441-4.

346. Mattson MP. Neuroprotective signaling and the aging brain: take away my food and let me run. Brain Res 2000 Dec 15;886(1-2):47-53.

347. Mattson MP. Will caloric restriction and folate protect against AD and PD? Neurology 2003; 60:690-695 (b)

348. Mattson MP, Chan SL, Duan W. Modification of brain aging and neurodegenerative disorders by genes, diet, and behavior. Physiol Rev 2002; 82:637-72.

349. Mattson MP, Duan W, Chan SL, Cheng A, Haughey N, Gary DS, Guo Z, Lee J, Furukawa K. Neuroprotective and neurorestorative signal transduction mechanisms in brain aging: modification by genes, diet and behavior. Neurobiol Aging 2002 Sep-Oct;23(5):695.

350. Mattson MP, Kruman II, Duan W. Folic acid and homocysteine in age-related disease. Ageing Res Rev 2002 Feb;1(1):95-111.

351. Mattson MP, Shea TB. Folate and homocysteine metabolism in neural plasticity and neurodegenerative disorders. Trends Neurosci. 2003 Mar;26(3):137-46.

352. Maurer K, Ihl R, Dierks T, Frölich L. Clinical efficacy of Ginkgo biloba special extract EGb 761 in dementia of the Alzheimer type. J Psychiatr Res. 1997 Nov-Dec;31(6):645-55.

353. Mavandadi S, Dobkin R, Mamikonyan E, Sayers S, Ten Have T, Weintraub D. Benefit finding and relationship quality in Parkinson's disease: a pilot dyadic analysis of husbands and wives. J Fam Psychol. 2014 Oct;28(5):728-34.

354. Mazza M, Capuano A, Bria P, Mazza S. Ginkgo biloba and donepezil: a comparison in the treatment of Alzheimer's dementia in a randomized placebo-controlled double-blind study. Eur J Neurol. 2006 Sep;13(9):981-5.

355. Mazzio E, Deiab S, Park K, Soliman KF. High throughput screening to identify natural human monoamine oxidase B inhibitors. Phytother Res. 2013 Jun;27(6):818-28.

356. McCarty MF. Does a vegan diet reduce risk for Parkinson's disease? Med Hypotheses 2001 Sep;57(3):318-23.

357. McEwen BJ. The influence of herbal medicine on platelet function and coagulation: a narrative review. Semin Thromb Hemost. 2015 Apr;41(3):300-14.

358. Meaney MJ, Aitken DH, Bhatnagar S, Sapolsky RM. Postnatal handling attenuates certain neuroendocrine, anatomical, and cognitive dysfunctions associated with aging in female rats. Neurobiol Aging. 1991 Jan-Feb;12(1):31-8.

359. Meaney MJ, Aitken DH, van Berkel C, Bhatnagar S, Sapolsky RM. Effect of neonatal handling on age-related impairments associated with the hippocampus. Science. 1988; 239:766-768.

360. Mechoulam R. Discovery of endocannabinoids and some random thoughts on their possible roles in neuroprotection and aggression. Prostaglandins Leukot Essent Fatty Acids 2002 Feb-Mar;66(2-3):93-9

361. Mechoulam R. Recent advantages in cannabinoid research. Forsch Komplementarmed 1999 Oct;6 Suppl 3:16-20.

362. Mechoulam R, Parker LA, Gallily R. Cannabidiol: an overview of some pharmacological aspects. J Clin Pharmacol 2002 Nov;42(11 Suppl):11S-19S.

363. Mehran S M M, Golshani B. Simultaneous determination of levodopa and carbidopa from from fava bean, green peas and green beans by high performance liquid gas chromatography. J Clin Diagn Res. 2013 Jun;7(6):1004-7.

364. Meier B, Berger D, Hoberg E, Sticher O, Schaffner W. Pharmacological activities of Vitex agnus-castus extracts in vitro. Phytomedicine 2000 Oct;7(5):373-81.

365. Melzig MF, Putscher I, Henklein P, Haber H. In vitro pharmacological activity of the tetrahydroisoquinoline salsolinol present in products from Theobroma cacao L. like cocoa and chocolate. J Ethnopharmacol 2000 Nov;73(1-2):153-9.

366. Merz PG, Gorkow C, Schrodter A, Rietbrock S, Sieder C, Loew D, Dericks-Tan JS, Taubert HD. The effects of a special Agnus castus extract (BP1095E1) on prolactin secretion in healthy male subjects. Exp Clin Endocrinol Diabetes 1996;104(6):447-53.

367. Michener W, Rozin P. Pharmacological versus sensory factors in the satiation of chocolate craving. Physiol Behav. 1994 Sep;56(3):419-22.

368. Michener W, Rozin P, Freeman E, Gale L. The role of low progesterone and tension as triggers of perimenstrual chocolate and sweets craving: some negative experimental evidence. Physiol Behav. 1999 Sep;67(3):417-20.

369. Miller GE, Cohen S, Ritchey AK. Chronic psychological stress and the regulation of pro-inflammatory cytokines: a glucocorticoid-resistance model. Health Psychol. 2002 Nov;21(6):531-41.

370. Miller JW, Selhub J, Nadeau MR, Thomas CA, Feldman RG, Wolf PA. Effect of L-dopa on plasma homocysteine in PD patients: relationship to B-vitamin status. Neurology. 2003 Apr 8;60(7):1125-9.

371. Ming JL, Kuo BI, Lin JG, Lin LC. The efficacy of acupressure to prevent nausea and vomiting in post-operative patients. J Adv Nurs. 2002 Aug;39(4):343-51.

372. Mischley LK, Allen J, Bradley R. Coenzyme Q10 deficiency in patients with Parkinson's disease. J Neurol Sci. 2012 Jul 15;318(1-2):72-5.

373. Mitchell D. Promoting enjoyment and self-belief through work rehabilitation. Arch Psychiatr Nurs. 1998 Dec;12(6):344-50.

374. Mitchell SJ, Martin-Montalvo A, Mercken EM, Palacios HH, Ward TM, Abulwerdi G, Minor RK, Vlasuk GP,Ellis JL, Sinclair DA, Dawson J, Allison DB, Zhang Y, Becker KG, Bernier M, de Cabo R. The SIRT1 activator SRT1720 extends lifespan and improves health of mice fed a standard diet. Cell Rep. 2014 Mar 13;6(5):836-43.

375. Mizumaki Y, Kurimoto M, Hirashima Y, Nishijima M, Kamiyama H, Nagai S, Takaku A, Sugihara K, Shimizu M, Endo S. Lipophilic fraction of Panax ginseng induces neuronal differentiation of PC12 cells and promotes neuronal survival of rat cortical neurons by protein kinase C dependent manner. Brain Res 2002 Sep 20;950(1-2):254-60.

376. Molina JA, Sainz-Artiga MJ, Fraile A, Jimenez-Jimenez FJ, Villanueva C, Orti-Pareja M, Bermejo F. Pathologic gambling in Parkinson's disease: a behavioral manifestation of pharmacologic treatment? Mov Disord. 2000 Sep;15(5):869-72.

377. Moller SE. Serotonin, carbohydrates and atypical depression. Pharmacol Toxicol 1992; 71 Suppl 1:61-71.

378. Montes P, Ruiz-Sanchez E, Rojas C, Rojas P1. Ginkgo biloba Extract 761: A Review of Basic Studies and Potential Clinical Use in Psychiatric Disorders. CNS Neurol Disord Drug Targets. 2015;14(1):132-49.

379. Montioli R, Voltattorni CB, Bertoldi M1. Parkinson's Disease: Recent Updates in the Identification of Human Dopa Decarboxylase Inhibitors. Curr Drug Metab. 2016;17(5):513-8.

380. Moreira A, Diógenes MJ, de Mendonça A,, Lunet N,, Barros H,. Chocolate Consumption is Associated with a Lower Risk of Cognitive Decline. J Alzheimers Dis. 2016 May 6. [Epub ahead of print]

381. Moreno Alegre V. Comunicación personal,1996.

382. Morgan A, Stevens J. Does Bacopa monnieri improve memory performance in older persons? Results of a randomized, placebo-controlled, double-blind trial. J Altern Complement Med 2010;16:753-9.

383. Morris N. The effects of lavender (Lavendula angustifolium) baths on psychological well-being: two exploratory randomised control trials. Complement Ther Med. 2002 Dec;10(4):223-8.

384. Movafegh A1, Alizadeh R, Hajimohamadi F, Esfehani F, Nejatfar M. Preoperative oral Passiflora incarnata reduces anxiety in ambulatory surgery patients: a double-blind, placebo-controlled study. Anesth Analg. 2008 Jun;106(6):1728-32.

385. Muller T. Non-dopaminergic drug treatment of Parkinson's disease. Expert Opin Pharmacother. 2001 Apr;2(4):557-72.

386. Müller T. Role of homocysteine in the treatment of Parkinson's disease. Expert Rev Neurother. 2008 Jun;8(6):957-67.

387. Muller-Vahl KR, Kolbe H, Schneider U, Emrich HM. Cannabis in movement disorders. Forsch Komplementarmed 1999 Oct;6 Suppl 3:23-7

388. Mullins P. Aromatherapy massage: its use in a ward setting. Nurs Times. 2002; 98:36-37.

389. Murphy JE, Stewart RB. Efficacy of antiparkinson agents in preventing antipsychotic-induced extrapyramidal symptoms. Am J Hosp Pharm. 1979 May;36(5):641-4.

390. Murphy LL, Lee TJ. Ginseng, sex behavior, and nitric oxide. Ann N Y Acad Sci 2002;962:372-7.

391. Myskja A, Lindbaek M. [Examples of the use of music in clinical medicine]. Tidsskr Nor Laegeforen 2000; 120:1186-1190.

392. Mythri RB, Bharath MM. Curcumin: a potential neuroprotective agent in Parkinson's disease. Curr Pharm Des. 2012;18(1):91-9.

393. Mythri RB, Veena J, Harish G, Shankaranarayana Rao BS, Srinivas Bharath MM. Chronic dietary supplementation with turmeric protects against 1-methyl-4-phenyl-1,2,3,6-tetrahydropyridine-mediated neurotoxicity in vivo: implications for Parkinson's disease. Br J Nutr. 2011 Jul;106(1):63-72.

394. Nagashayana N, Sankarankutty P, Nampoothiri MR, Mohan PK, Mohanakumar KP. Association of L-DOPA with recovery following Ayurveda medication in Parkinson's disease. J Neurol Sci 2000; 176:124-127.

395. Naliboff BD, Tachiki KH. Autonomic and skeletal muscle responses to nonelectrical cutaneous stimulation. Percept Mot Skills 1991; 72:575-584.

396. Nam SM, Choi JH, Yoo DY, Kim W, Jung HY, Kim JW, Yoo M, Lee S, Kim CJ, Yoon YS, Hwang IK. Effects of curcumin (Curcuma longa) on learning and spatial memory as well as cell proliferation and neuroblast differentiation in adult and aged mice by upregulating brain-derived neurotrophic factor and CREB signaling. J Med Food. 2014 Jun;17(6):641-9.

397. Napryeyenko O1, Borzenko I; GINDEM-NP Study Group. Ginkgo biloba special extract in dementia with neuropsychiatric features. A randomised, placebo-controlled, double-blind clinical trial. Arzneimittelforschung. 2007;57(1):4-11.

398. Napryeyenko O, Sonnik G, Tartakovsky I. Efficacy and tolerability of Ginkgo biloba extract EGb 761 by type of dementia: analyses of a randomised controlled trial. J Neurol Sci 2009;283:224-9.

399. Nassiri-Asl M, Shariati-Rad S, Zamansoltani F. Anticonvulsant effects of aerial parts of Passiflora incarnata extract in mice: involvement of benzodiazepine and opioid receptors. BMC Complement Altern Med. 2007 Aug 8;7:26.

400. National Center for Complementary and Integrative Health (NCCIH): Complementary, Alternative, or Integrative Health: what's in a name? https://nccih.nih.gov/health/integrative-health#cvsa (consultado 22/07/16)

401. Ngan A, Conduit R. A double-blind, placebo-controlled investigation of the effects of Passiflora incarnata (passionflower) herbal tea on subjective sleep quality. Phytother Res. 2011 Aug;25(8):1153-9.

402. Nie G, Cao Y, Zhao B. Protective effects of green tea polyphenols and their major component, (-)-epigallocatechin-3-gallate (EGCG), on 6-hydroxydopamine-induced apoptosis in PC12 cells. Redox Rep 2002;7(3):171-7

403. Nocerino E, Amato M, Izzo AA. Cannabis and cannabinoid receptors. Fitoterapia 2000 Aug;71 Suppl 1:S6-S12.

404. O'Keefe JH, Vogel R, Lavie CJ, Cordain L. Exercise like a hunter-gatherer: a prescription for organic physical fitness. Prog Cardiovasc Dis. 2011 May-Jun;53(6):471-9.

405. Onaivi ES, Leonard CM, Ishiguro H, Zhang PW, Lin Z, Akinshola BE, Uhl GR. Endocannabinoids and cannabinoid receptor genetics. Prog Neurobiol 2002 Apr;66(5):307-44.

406. Ong WY1, Farooqui T2, Koh HL3, Farooqui AA2, Ling EA4. Protective effects of ginseng on neurological disorders. Front Aging Neurosci. 2015 Jul 16;7:129.

407. Ottley C. Food and mood. Nurs Stand. 2000 Sep 27-Oct 3;15(2):46-52; quiz 54-5.

408. Ouchi Y, Yoshikawa E, Futatsubashi M, Okada H, Torizuka T, Sakamoto M. Effect of simple motor performance on regional dopamine release in the striatum in Parkinson disease patients and healthy subjects: a positron emission tomography study. J Cereb Blood Flow Metab. 2002 Jun;22(6):746-52.

409. Owen AM. The effects of eating chocolate on the human brain. MRC Cognition and Brain Sciences Unit and Wolfson Brain Imaging Centre, University of Cambridge, U.K. Commissioned by Cadbury Dairy Milk, June 2002. http://www.realchocolate-realfeelings.co.uk/

410. Pacchetti C, Aglieri R, Mancini F, Martignoni E, Nappi G. Active music therapy and Parkinson's disease: methods. Funct Neurol 1998 Jan-Mar;13(1):57-67.

411. Pacchetti C, Mancini F, Aglieri R, Fundaro C, Martignoni E, Nappi G. Active music therapy in Parkinson's disease: an integrative method for motor and emotional rehabilitation. Psychosom Med 2000 May-Jun;62(3):386-393.

412. Paillard T, Rolland Y, de Souto Barreto P. Protective Effects of Physical Exercise in Alzheimer's Disease and Parkinson's Disease: A Narrative Review. J Clin Neurol. 2015 Jul;11(3):212-9.

413. Pallàs M, Casadesús G, Smith MA, Coto-Montes A, Pelegri C, Vilaplana J, Camins A. Resveratrol and neurodegenerative diseases: activation of SIRT1 as the potential pathway towards neuroprotection. Curr Neurovasc Res. 2009 Feb;6(1):70-81.

414. Palmer SL, Khanolkar AD, Makriyannis A. Natural and synthetic endocannabinoids and their structure-activity relationships. Curr Pharm Des 2000; 6:1381-1397.

415. Pan T, Fei J, Zhou X, Jankovic J, Le W. Effects of green tea polyphenols on dopamine uptake and on MPP+ -induced dopamine neuron injury. Life Sci 2003; 72:1073-1083.

416. Pan T, Jankovic J, Le W. Potential therapeutic properties of green tea polyphenols in Parkinson's disease. Drugs Aging. 2003; 20:711-721.

417. Pare S, Barr SI, Ross SE. Effect of daytime protein restriction on nutrient intakes of free-living Parkinson's disease patients. Am J Clin Nutr 1992; 55:701-707.

418. Parkinson AJ, Cruz AL, Heyward WL, Bulkow LR, Hall D, Barstaed L, Connor WE. Elevated concentrations of plasma omega-3 polyunsaturated fatty acids among Alaskan Eskimos. Am J Clin Nutr. 1994 Feb;59(2):384-8.

419. Parkinson's Disease Study Group. HP-200 in Parkinson's Disease Study Group. An alternative medicine treatment for Parkinson's disease: results of a multicenter clinical trial. J Altern Complement Med 1995; 1:249-255.

420. Parkinson Study Group QE3 Investigators, Beal MF, Oakes D, Shoulson I et al. Collaborators (208). A randomized clinical trial of high-dosage coenzyme Q10 in early Parkinson disease: no evidence of benefit. JAMA Neurol. 2014, May;71(5):543-52.

421. Pase MP, Kean J, Sarris J, Neale C, Scholey AB, Stough C. The cognitive-enhancing effects of Bacopa monnieri: a systematic review of randomized, controlled human clinical trials. J Altern Complement Med. 2012 Jul;18(7):647-52.

422. Passos PP, Borba JM, Rocha-de-Melo AP, Guedes RC, da Silva RP, Filho WT, Gouveia KM, Navarro DM, Santos GK, Borner R, Picanço-Diniz CW, Pereira A Jr, de Oliveira Costa MS, Rodrigues MC, Andrade-da-Costa BL. Dopaminergic cell populations of the rat substantia nigra are differentially affected by essential fatty acid dietary restriction over two generations. J Chem Neuroanat. 2012 Jul;44(2):66-75.

423. Pelchat ML. Food cravings in young and elderly adults. Appetite. 1997 Apr;28(2):103-13.

424. Pérez C. Paleovida. Ediciones BSA. Barcelona 2012. ISBN 9788490190975

425. Perry NS, Bollen C, Perry EK, Ballard C. Salvia for dementia therapy: review of pharmacological activity and pilot tolerability clinical trial. Pharmacol Biochem Behav. 2003 Jun;75(3):651-9.

426. Peth-Nui T1, Wattanathorn J, Muchimapura S, Tong-Un T, Piyavhatkul N, Rangseekajee P, Ingkaninan K, Vittaya-Areekul S. Effects of 12-Week Bacopa monnieri Consumption on Attention, Cognitive Processing, Working Memory, and Functions of Both Cholinergic and Monoaminergic Systems in Healthy Elderly Volunteers. Evid Based Complement Alternat Med. 2012;2012:606424.

427. Petkov VD, Mosharrof AH. Effects of standardized ginseng extract on learning, memory and physical capabilities. Am J Chin Med. 1987;15(1-2):19-29.

428. Phom L, Achumi B, Alone DP, Muralidhara, Yenisetti SC. Curcumin's neuroprotective efficacy in Drosophila model of idiopathic Parkinson's disease is phase specific: implication of its therapeutic effectiveness. Rejuvenation Res. 2014 Dec;17(6):481-9. doi: 10.1089/rej.2014.1591.

429. Phulara SC, Shukla V, Tiwari S, Pandey R. Bacopa monnieri promotes longevity in Caenorhabditis elegans under stress conditions. Pharmacogn Mag. 2015 Apr-Jun;11(42):410-6.

430. Pic-Taylor A, da Motta LG, de Morais JA, Junior WM, Santos Ade F, Campos LA, Mortari MR, von Zuben MV, Caldas ED5. Behavioural and neurotoxic effects of ayahuasca infusion (Banisteriopsiscaapi and Psychotria viridis) in female Wistar rat. Behav Processes. 2015 Sep;118:102-10.

431. Pincus JH, Barry KM. Plasma levels of amino acids correlate with motor fluctuations in parkinsonism. Arch Neurol 1987 Oct;44(10):1006-9.

432. Piomelli D, Giuffrida A, Calignano A, Rodriguez de Fonseca F. The endocannabinoid system as a target for therapeutic drugs. Trends Pharmacol Sci 2000; 21:218-224.

433. Plaitakis A, Duvoisin RC. Homer's moly identified as Galanthus nivalis L.: physiologic antidote to stra-monium poisoning. Clin Neuropharmacol 1983; 6:1-5.

434. Pluck GC, Brown RG. Apathy in Parkinson's disea-se. J Neurol Neurosurg Psychiatry 2002; 73:636-642.

435. Preece J. Introducing abdominal massage in palliative care for the relief of constipation. Complement Ther Nurs Midwifery. 2002 May;8(2):101-5

436. Proust M. Du côté de chez Swann (À la recherche du temps perdu). Salinas P (Trad.). Por el camino de Swann (En busca del tiempo perdido). Unidad Editorial. Madrid 1999.

437. Pyatigorskaya N, Gallea C, Garcia-Lorenzo D, Vidailhet M, Lehericy S. A review of the use of magnetic resonance imaging in Parkinson's disease. Ther Adv Neurol Disord. 2014 Jul;7(4):206-20.

438. Quinn C, Chandler C, Moraska A. Massage therapy and frequency of chronic tension headaches. Am J Public Health. 2002 Oct;92(10):1657-61.

439. Rai D, Bhatia G, Palit G, Pal R, Singh S, Singh HK. Adaptogenic effect of Bacopa monniera (Brahmi). Pharmacol Biochem Behav. 2003 Jul;75(4):823-30.

440. Rabey JM, Vered Y, Shabtai H, Graff E, Harsat A, Korczyn AD. Broad bean (Vicia faba) consumption and Parkinson's disease. Adv Neurol 1993;60:681-684

441. Rabey JM, Vered Y, Shabtai H, Graff E, Korczyn AD. Improvement of parkinsonian features correlate with high plasma levodopa values after broad bean (Vicia faba) consumption. J Neurol Neurosurg Psychiatry 1992; 55:725-727.

442. Rao AV, Balachandran B. Role of oxidative stress and antioxidants in neurodegenerative diseases. Nutr Neurosci 2002 Oct;5(5):291-309.

443. Raphael A. "Ahh! Aromatherapy." Delicious 1994; 12:47-48.

444. Rajabally YA, Martey J. Levodopa, vitamins, ageing and the neuropathy of Parkinson's disease. J Neurol. 2013 Nov;260(11):2844-8.

445. Rajan KE, Preethi J, Singh HK. Molecular and Functional Characterization of Bacopa monniera: A Retrospective Review. Evid Based Complement Alternat Med 2015;2015:945217.

446. Rathore P, Dohare P, Varma S, Ray A, Sharma U, Jagannathan NR, Ray M. Curcuma oil: reduces early accumulation of oxidative product and is anti-apoptogenic in transient focal ischemia in rat brain. Neurochem Res. 2008 Sep;33(9):1672-82.

447. Reay JL1, Kennedy DO, Scholey AB. Effects of Panax ginseng, consumed with and without glucose, on blood glucose levels and cognitive performance during sustained 'mentally demanding' tasks. J Psychopharmacol. 2006 Nov;20(6):771-81.

448. Remington R. Calming music and hand massage with agitated elderly. Nurs Res. 2002 Sep-Oct;51(5):317-23.

449. Renaud J1, Nabavi SF2, Daglia M3, Nabavi SM2, Martinoli MG1,4. Epigallocatechin-3-Gallate, a Promising Molecule for Parkinson's Disease? Rejuvenation Res. 2015 Jun;18(3):257-69.

450. Reutens S, Sachdev P. Homocysteine in neuropsychiatric disorders of the elderly. Int J Geriatr Psychiatry 2002 Sep;17(9):859-64.

451. Reuter I, Engelhardt M, Stecker K, Baas H. (1999). Theraputic value of exercise training in Parkinson's disease. Medicine and Science in Sports and exercise, 31, (11); 1544-1549.

452. Reuter I, Harder S, Engelhardt M, Baas H. The effect of exercise on pharmacokinetics and pharmacodynamics of levodopa. Mov Disord 2000 Sep;15(5):862-8

453. Reynolds GO, Otto MW, Ellis TD, Cronin-Golomb A. The Therapeutic Potential of Exercise to Improve Mood, Cognition, and Sleep in Parkinson's Disease. Mov Disord. 2016 Jan;31(1):23-38.

454. Riba J, Anderer P, Morte A, Urbano G, Jane F, Saletu B, Barbanoj MJ. Topographic pharmaco-EEG mapping of the effects of the South American psychoactive beverage ayahuasca in healthy volunteers. Br J Clin Pharmacol. 2002; 53:613-628.

455. Riba J, Rodriguez-Fornells A, Barbanoj MJ. Effects of ayahuasca on sensory and sensorimotor gating in humans as measured by P50 suppression and prepulse inhibition of the startle reflex, respectively. Psychopharmacology (Berl) 2002; 165:18-28.

456. Riba J, Valle M, Urbano G, Yritia M, Morte A, Barbanoj MJ. Human pharmacology of ayahuasca: subjective and cardiovascular effects, monoamine metabolite excretion, and pharmacokinetics. J Pharmacol Exp Ther. 2003 Jul;306(1):73-83.

457. Rice AS. Cannabinoids and pain. Curr Opin Investig Drugs 2001 Mar;2(3):399-414

458. Riley D, Lang AE. Practical application of a low-protein diet for Parkinson's disease. Neurology 1988; 38:1026-1031.

459. Rios Romenets S, Anang J, Fereshtehnejad SM, Pelletier A, Postuma R. Tango for treatment of motor and non-motor manifestations in Parkinson's disease: a randomized control study. Complement Ther Med. 2015 Apr;23(2):175-84.

460. Ro YJ, Ha HC, Kim CG, Yeom HA. The effects of aromatherapy on pruritus in patients undergoing hemodialysis. Dermatol Nurs. 2002 Aug;14(4):231-4, 237-8, 256; quiz 239.

461. Roberson L. The importance of touch for the patient with dementia. Home Healthc Nurse 2003; 21:16-19.

462. Roberts A, Williams J. The effect of olfactory stimulation on fluency, vividness of imagery and associated mood: A preliminary study. British J Med Psychology 1992; 65: 197-199.

463. Robinson R. Green tea offers neuroprotection in PD. Lancet 2001; 358:391.

464. Rodenburg JB, Steenbeek D, Schiereck P, Bar PR. Warm-up, stretching and massage diminish harmful effects of eccentric exercise. Int J Sports Med 1994; 15: 414-419.

465. Rodriguez-Oroz MC, Lage PM, Sanchez-Mut J, Lamet I, Pagonabarraga J, Toledo JB, García-Garcia D, Clavero P, Samaranch L, Irurzun C, Matsubara JM,Irigoien J, Bescos E, Kulisevsky J, Pérez-Tur J, Obeso JA. Homocysteine and cognitive impairment in Parkinson's disease: a biochemical, neuroimaging, and genetic study. Mov Disord. 2009 Jul 30;24(10):1437-44.

466. Rodríguez Salgado B, Gómez-Arnau Ramírez J, Sánchez Mateos D, Dolengevich Segal H. Vegetales como nuevas drogas psicoactivas: una revisión narrativa. Medwave. 2016 Jan 21;16(1):e6372.

467. Rojas P, Montes P, Rojas C, Serrano-García N, Rojas-Castañeda JC.Effect of a phytopharmaceutical medicine, Ginko biloba extract 761, in an animal model of Parkinson's disease: therapeutic perspectives. Nutrition. 2012 Nov-Dec;28(11-12):1081-8.

468. Rojas P, Serrano-García N, Mares-Sámano JJ, Medina-Campos ON, Pedraza-Chaverri J, Ogren SO. EGb761 protects against nigrostriatal dopaminergic neurotoxicity in 1-methyl-4-phenyl-1,2,3,6-tetra-hydropyridine-induced Parkinsonism in mice: role of oxidative stress. Eur J Neurosci 2008;28:41-50.

469. Roland PD, Nergård CS. [Ginkgo biloba--effect, adverse events and drug interaction].Tidsskr Nor Laegeforen. 2012 Apr 30;132(8):956-9.

470. Romero J, Garcia-Palomero E, Lin SY, Ramos JA, Makriyannis A, Fernandez-Ruiz JJ. Extrapyramidal effects of methanandamide, an analog of anandamide, the endogenous CB1 receptor ligand. Life Sci 1996; 58:1249-1257

471. Romero J, Lastres-Becker I, de Miguel R, Berrendero F, Ramos JA, Fernandez-Ruiz J. The endogenous cannabinoid system and the basal ganglia. biochemical, pharmacological, and therapeutic aspects. Pharmacol Ther 2002 Aug;95(2):137-52.

472. Rosler M. The efficacy of cholinesterase inhibitors in treating the behavioural symptoms of dementia. Int J Clin Pract Suppl. 2002 Jun;(127):20-36.

473. Rosler M, Retz W, Thome J, Riederer P. Free radicals in Alzheimer's dementia: currently available therapeutic strategies. J Neural Transm Suppl 1998;54:211-9.

474. Ross GW, Abbott RD, Petrovitch H, Morens DM, Grandinetti A, Tung KH, Tanner CM, Masaki KH, Blanchette PL, Curb JD, Popper JS, White LR. Association of coffee and caffeine intake with the risk of Parkinson disease. JAMA 2000 May 24-31;283(20):2674-9.

475. Ross GW, Petrovitch H. Current evidence for neuroprotective effects of nicotine and caffeine against Parkinson's disease. Drugs Aging 2001;18(11):797-806.

476. Routh LC, Black JL, Ahlskog JE. Parkinson's disease complicated by anxiety. Mayo Clin Proc. 1987 Aug;62(8):733-5.

477. Rozin P, Levine E, Stoess C. Chocolate craving and liking. Appetite. 1991 Dec;17(3):199-212.

478. Rozin P, Stoess C. Is there a general tendency to become addicted? Addict Behav 1993;18:81-87.

479. Rudakewich M, Ba F, Benishin CG. Neurotrophic and neuroprotective actions of ginsenosides Rb(1) and Rg(1). Planta Med 2001 Aug;67(6):533-7.

480. Russo E. Cannabis for migraine treatment: the once and future prescription? An historical and scientific review. Pain 1998 May;76(1-2):3-8

481. Sakajiri K, Takamori M. [Body fat loss in patients with Parkinson's disease]. Rinsho Shinkeigaku 1997; 37:611-4.

482. Sala F, Mulet J, Choi S, Jung SY, Nah SY, Rhim H, Valor LM, Criado M, Sala S. Effects of ginsenoside Rg2 on human neuronal nicotinic acetylcholine receptors. J Pharmacol Exp Ther 2002; 301:1052-1059.

483. Samoylenko V1, Rahman MM, Tekwani BL, Tripathi LM, Wang YH, Khan SI, Khan IA, Miller LS, Joshi VC,Muhammad I. Banisteriopsis caapi, a unique combination of MAO inhibitory and antioxidative constituents for the activities relevant to neurodegenerative disorders and Parkinson's disease. J Ethnopharmacol. 2010 Feb 3;127(2):357-67.

484. Sánchez-Ramos JR. Banisterine and Parkinson's disease. Clin Neuropharmacol 1991;14:391-402.

485. Sandroni P. Aphrodisiacs past and present: a historical review. Clin Auton Res 2001;11:303-7

486. Sanmukhani J, Satodia V, Trivedi J, Patel T, Tiwari D, Panchal B, Goel A, Tripathi CB. Efficacy and safety of curcumin in major depressive disorder: a randomized controlled trial. Phytother Res. 2014 Apr;28(4):579-85.

487. Sarris J, McIntyre E, Camfield DA. Plant-based medicines for anxiety disorders, part 2: a review of clinical studies with supporting preclinical evidence. CNS Drugs. 2013 Apr;27(4):301-19.

488. Sasaki K, Hatta S, Wada K, Ohshika H, Haga M. Bilobalide prevents reduction of gamma-aminobutyric acid levels and glutamic aciddecarboxylase activity induced by 4-O-methylpyridoxine in mouse hippocampus. Life Sci. 2000 Jun 30;67(6):709-15.

489. Scandalis TA, Bosak A, Berliner JC, Helman LL, Wells MR. Resistance training and gait function in patients with Parkinson's disease. Am J Phys Med Rehabil. 2001 Jan;80(1):38-43; quiz 44-6.

490. Scheider WL, Hershey LA, Vena JE, Holmlund T, Marshall JR, Freudenheim. Dietary antioxidants and other dietary factors in the etiology of Parkinson's disease. Mov Disord 1997 Mar;12(2):190-6

491. Schelosky L, Raffauf C, Jendroska K et al. Kava and dopamine antagonism (letter). J Neurol Neurosurg Psychiatry 1995;58:639-40.

492. Schenkman M, Cutson T, Kuchibhatla M,Chandler J, Pieper C, Ray L, Laub K. Exercise to improve spinal flexibility and function for people with parkinson's disease: a randomized, controlled trial. Journal of the American Geriatrics Society 1998; 46:1207-1216.

493. Scholey AB, Kennedy DO. Acute, dose-dependent cognitive effects of Ginkgo biloba, Panax ginseng and their combination in healthy young volunteers: differential interactions with cognitive demand. Hum Psychopharmacol 2002 Jan;17(1):35-44

494. Schroeder BE, Binzak JM, Kelley AE. A common profile of prefrontal cortical activation following exposure to nicotine- or chocolate-associated contextual cues. Neuroscience. 2001;105(3):535-45.

495. Schulz V. Clinical trials with hypericum extracts in patients with depression--results, comparisons, conclusions for therapy with antidepressant drugs. Phytomedicine 2002 Jul;9(5):468-74.

496. Schwarz MJ, Houghton PJ, Rose S, Jenner P, Lees AD. Activities of extract and constituents of Banisteriopsis caapi relevant to parkinsonism. Pharmacol Biochem Behav. 2003 Jun;75(3):627-33

497. Seet RC, Lim EC, Tan JJ, Quek AM, Chow AW, Chong WL, Ng MP, Ong CN, Halliwell B. Does high-dose coenzyme Q10 improve oxidative damage and clinical outcomes in Parkinson's disease? Antioxid Redox Signal. 2014 Jul 10;21(2):211-7.

498. Serafini M et al. Plasma antioxidants from chocolate. Nature 2003, 424:1013.

499. Sesso HD, Gaziano JM, Buring JE, Hennekens CH. Coffee and tea intake and the risk of myocardial infarction. Am J Epidemiol 1999; 149:162-167.

500. Sevcik J, Masek K. Potential role of cannabinoids in Parkinson's disease. Drugs Aging 2000; 16:391-395.

501. Shah C, Beall EB, Frankemolle AM, Penko A, Phillips MD, Lowe MJ, Alberts JL,,. Exercise Therapy for Parkinson's Disease: Pedaling Rate Is Related to Changes in Motor Connectivity. Brain Connect. 2016 Feb;6(1):25-36.

502. Shealy CN. Enciclopedia ilustrada de remedios naturales. Könemann, Köln 1999. (passim)

503. Sheikh N, Ahmad A, Siripurapu KB, Kuchibhotla VK, Singh S, Palit G. Effect of Bacopa monniera on stress induced changes in plasma corticosterone and brain monoamines in rats. J Ethnopharmacol. 2007 May 22;111(3):671-6.

504. Shen L, Liu CC, An CY, Ji HF. How does curcumin work with poor bioavailability? Clues from experimental and theoretical studies. Sci Rep. 2016 Feb 18;6:20872.

505. Shen LR1, Parnell LD, Ordovas JM, Lai CQ. Curcumin and aging. Biofactors 2013;39:133-40.

506. Shih IF, Liew Z, Krause N, Ritz B. Lifetime occupational and leisure time physical activity and risk of Parkinson's disease. Parkinsonism Relat Disord. 2016 Jul;28:112-7.

507. Shin JY, Song JY, Yun YS, Yang HO, Rhee DK, Pyo S. Immunostimulating effects of acidic polysaccharides extract of Panax ginseng on macrophage function. Immunopharmacol Immunotoxicol 2002 Aug;24(3):469-82.

508. Shinomol GK, Mythri RB, Srinivas Bharath MM, Muralidhara. Bacopa monnieri extract offsets rotenone-induced cytotoxicity in dopaminergic cells and oxidative impairments in mice brain. Cell Mol Neurobiol. 2012 Apr;32(3):455-65.

509. Sieradzan KA, Fox SH, Hill M, Dick JP, Crossman AR, Brotchie JM. Cannabinoids reduce levodopa-induced dyskinesia in Parkinson's disease: a pilot study. Neurology. 2001 Dec 11;57(11):2108-11.

510. Sikorska M, Lanthier P, Miller H, Beyers M, Sodja C, Zurakowski B, Gangaraju S, Pandey S, Sandhu JK. Nanomicellar formulation of coenzyme Q10 (Ubisol-Q10) effectively blocks ongoing neurodegeneration in the mouse 1-methyl-4-phenyl-1,2,3,6-tetrahydropyridine model: potential use as an adjuvant treatment in Parkinson's disease. Neurobiol Aging. 2014 Oct;35(10):2329-46.

511. Silverdale MA, McGuire S, McInnes A, Crossman AR, Brotchie JM. Striatal cannabinoid CB1 receptor mRNA expression is decreased in the reserpine-treated rat model of Parkinson's disease. Exp Neurol. 2001 Jun;169(2):400-6.

512. Siriwardhana N, Kalupahana NS, Moustaid-Moussa N. Health benefits of n-3 polyunsaturated fatty acids: eicosapentaenoic acid and docosahexaenoic acid. Adv Food Nutr Res. 2012;65:211-22.

513. Shobana C, Kumar RR, Sumathi T. Alcoholic extract of Bacopa monniera Linn. protects against 6-hydroxydopamine-induced changes in behavioral and biochemical aspects: a pilot study. Cell Mol Neurobiol. 2012 Oct;32(7):1099-112.

514. Shotton HR, Clarke S, Lincoln J. The effectiveness of treatments of diabetic autonomic neuropathy is not the same in autonomic nerves supplying different organs. Diabetes. 2003 Jan;52(1):157-64.

515. Shults CW, Haas RH, Passov D, Beal MF. Coenzyme Q10 levels correlate with the activities of complexes I and II/III in mitochondria from parkinsonian and nonparkinsonian subjects. Ann Neurol. 1997 Aug;42(2):261-4.

516. Shults CW, Oakes D, Kieburtz K, Beal MF, Haas R, Plumb S, Juncos JL, Nutt J, Shoulson I, Carter J, Kompoliti K, Perlmutter JS, Reich S, Stern M, Watts RL, Kurlan R, Molho E, Harrison M, Lew M; Parkinson Study Group. Effects of coenzyme Q10 in early Parkinson disease: evidence of slowing of the functional decline. Arch Neurol 2002;59:1541-50

517. Siddique YH, Jyoti S, Naz F. Effect of epicatechin gallate dietary supplementation on transgenic Drosophila model of Parkinson's disease. J Diet Suppl. 2014 Jun;11(2):121-30.

518. Siddique YH, Naz F, Jyoti S. Effect of curcumin on lifespan, activity pattern, oxidative stress, and apoptosis in the brains of transgenic Drosophila model of Parkinson's disease. Biomed Res Int. 2014;2014:606928.

519. Sinclair AJ, Murphy KJ, Li D. Marine lipids: overview "news insights and lipid composition of Lyprinol". Allerg Immunol (Paris). 2000 Sep;32(7):261-71.

520. Singh B, Singh D, Goel RK. Dual protective effect of Passiflora incarnata in epilepsy and associated post-ictal depression. J Ethnopharmacol. 2012 Jan 6;139(1):273-9.

521. Singh R, Ramakrishna R, Bhateria M, Bhatta RS. In vitro evaluation of Bacopa monniera extract and individual constituents on human recombinant monoamine oxidase enzymes. Phytother Res. 2014 Sep;28(9):1419-22.

522. Sliutz G, Speiser P, Schultz AM, Spona J, Zeillinger R. Agnus castus extracts inhibit prolactin secretion of rat pituitary cells. Horm Metab Res 1993 May;25(5):253-5.

523. Smith DG, Standing L, de Man A. Verbal memory elicited by ambient odor. Perceptual and Motor Skills 1992; 74:339-343.

524. Smith MC, Kemp J, Hemphill L, Vojir CP. Outcomes of therapeutic massage for hospitalized cancer patients. J Nurs Scholarsh. 2002;34(3):257-62.

525. Smith MC, Stallings MA, Mariner S, Burrall M. Benefits of massage therapy for hospitalized patients: a descriptive and qualitative evaluation. Altern Ther Health Med 1999; 5:64-71.

526. Smith PF, Maclennan K, Darlington CL. The neuroprotective properties of the Ginkgo biloba leaf: a review of the possible relationship to platelet-activating factor. J Ethnopharmacol. 1996; 50: 131–9.

527. Sokolova L, Hoerr R, Mishchenko T. Treatment of Vertigo: A Randomized, Double-Blind Trial Comparing Efficacy and Safety of Ginkgo biloba Extract EGb 761 and Betahistine. Int J Otolaryngol 2014; 2014:682439.

528. Solanki I, Parihar P, Mansuri ML, Parihar MS. Flavonoid-based therapies in the early management of neurodegenerative diseases. Adv Nutr. 2015 Jan 15;6(1):64-72.

529. Soler J, Elices M, Franquesa A, Barker S, Friedlander P, Feilding A, Pascual JC, Riba J. Exploring the therapeutic potential of Ayahuasca: acute intake increases mindfulness-related capacities. Psychopharmacology (Berl). 2016 Mar;233(5):823-9.

530. Song S, Nie Q, Li Z, Du G..Curcumin improves neurofunctions of 6-OHDA-induced parkinsonian rats. Pathol Res Pract. 2015 Nov 18. pii: S0344-0338(15)30042-X.

531. Song JX, Sze SC, Ng TB, Lee CK, Leung GP, Shaw PC, Tong Y, Zhang YB. Anti-Parkinsonian drug discovery from herbal medicines: what have we got from neurotoxic models? J Ethnopharmacol. 2012 Feb 15;139(3):698-711.

532. Spinelli KJ, Osterberg VR, Meshul CK, Soumyanath A, Unni VK. Curcumin Treatment Improves Motor Behavior in ?-Synuclein Transgenic Mice. PLoS One. 2015 Jun 2;10: e0128510.

533. Soulimani R, Younos C, Jarmouni S, Bousta D, Misslin R, Mortier F. Behavioural effects of Passiflora incarnata L. and its indole alkaloid and flavonoid derivatives and maltol in the mouse. J Ethnopharmacol 1997 Jun;57(1):11-20.

534. Soumyanath A, Denne T, Peterson A, Shinto L. Assessment of commercial formulations of Mucuna pruriens seeds for levodopa content. P01.36. International Research Congress on Integrative Medicine and Health, Portland, Oregon 2012. BMC Complement Altern Med 2012; 12 (Suppl 1): S36.

535. Spaulding SJ, Barber B, Colby M, Cormack B, Mick T, Jenkins ME. Cueing and gait improvement among people with Parkinson's disease: a meta-analysis. Arch Phys Med Rehabil. 2013 Mar;94(3):562-70.

536. Srivastav S, Singh SK, Yadav AK, Srikrishna S. Folic Acid Supplementation Ameliorates Oxidative Stress, Metabolic Functions and Developmental Anomalies in a Novel Fly Model of Parkinson's Disease. Neurochem Res. 2015 Jul;40(7):1350-9.

537. Srivastav S, Singh SK, Yadav AK, Srikrishna S. Folic acid supplementation rescues anomalies associated with knockdown of parkin in dopaminergic and serotonergic neurons in Drosophila model of Parkinson's disease. Biochem Biophys Res Commun. 2015 May 8;460(3):780-5.

538. Steinberg FM, Bearden MM, Keen CL. Cocoa and chocolate flavonoids: implications for cardiovascular health. J Am Diet Assoc. 2003 Feb;103(2):215-23.

539. Strathearn KE, Yousef GG, Grace MH, Roy SL, Tambe MA, Ferruzzi MG, Wu QL, Simon JE, Lila MA, Rochet JC. Neuroprotective effects of anthocyanin- and proanthocyanidin-rich extracts in cellular models of Parkinson?s disease. Brain Res. 2014 Mar 25;1555:60-77.

540. Stuckenschneider T, Helmich I, Raabe-Oetker A, Fröböse I, Feodoroff B. Active assistive forced exercise provides long-term improvement to gait velocity and stride length in patients bilaterally affected by Parkinson's disease. Gait Posture. 2015 Oct;42(4):485-90.

541. Suganuma H, Hirano T, Arimoto Y, Inakuma T. Effect of tomato intake on striatal monoamine level in a mouse model of experimental Parkinson's disease. J Nutr Sci Vitaminol (Tokyo) 2002;48:251-4.

542. Sugimoto N, Miwa S, Hitomi Y, Nakamura H, Tsuchiya H, Yachie A. Theobromine, the primary methylxanthine found in Theobroma cacao, prevents malignant glioblastoma proliferation by negatively regulating phosphodiesterase-4, extracellular signal-regulated kinase, Akt/mammalian target of rapamycin kinase, and nuclear factor-kappa B. Nutr Cancer. 2014;66(3):419-23.

543. Suoh S, Donoyama N, Ohkoshi N. Anma massage (Japanese massage) therapy for patients with Parkinson's disease in geriatric health services facilities: Effectiveness on limited range of motion of the shoulder joint. J Bodyw Mov Ther. 2016 Apr;20(2):364-72.

544. Suzuki J, Yamauchi Y, Horikawa M, Yamagata S. Fasting therapy for psychosomatic diseases with special reference to its indication and therapeutic mechanism. Tohoku J Exp Med 1976;118 Suppl:245-259.

545. Talom RT, Judd SA, McIntosh DD, McNeill JR. High flaxseed (linseed) diet restores endothelial function in the mesenteric arterial bed of spontaneously hypertensive rats. Life Sci 1999;64:1415-25.

546. Tan MS, Yu JT, Tan CC, Wang HF, Meng XF, Wang C, Jiang T, Zhu XC, Tan L. Efficacy and adverse effects of ginkgo biloba for cognitive impairment and dementia: a systematic review and meta-analysis. J Alzheimers Dis. 2015;43(2):589-603.

547. Tanaka K, Galduróz RFS, Gobbi LTB, Galduróz JCF. Ginkgo Biloba Extract in an Animal Model of Parkinson's Disease: A Systematic Review. Curr Neuropharmacol 2013;11:430–435.

548. Tanji H, Anderson KE, Gruber-Baldini AL, Fishman PS, Reich SG, Weiner WJ, Shulman LM. Mutuality of the marital relationship in Parkinson's disease. Mov Disord 2008; 23: 1843-9.

549. Tavassoly O, Kakish J, Nokhrin S, Dmitriev O, Lee JS. The use of nanopore analysis for discovering drugs which bind to ?-synuclein for treatment of Parkinson's disease. Eur J Med Chem 2014;88:42-54.

550. Taylor AG, Galper DI, Taylor P, Rice LW, Andersen W, Irvin W, Wang XQ, Harrell FE Jr. Effects of adjunctive Swedish massage and vibration therapy on short-term postoperative outcomes: a randomized, controlled trial. J Altern Complement Med. 2003 Feb;9(1):77-89.

551. Taylor D, Miaskowski C, Kohn J. A randomized clinical trial of the effectiveness of an acupressure device (relief brief) for managing symptoms of dysmenorrhea. J Altern Complement Med 2002;8(3):357-70.

552. Tellone E, Galtieri A, Russo A, Giardina B, Ficarra S. Resveratrol: A Focus on Several Neurodegenerative Diseases. Oxid Med Cell Longev. 2015;2015:392169.

553. Tessitore A, Ahariri AR, Fera F, Smith WG, Chase TN, Hyde TM, Weinberger DR, Mattay VS. Dopamine Modulates the Response of the Human Amygdala: A Study in Parkinson's Disease. J Neuroscience 2002, 22:9099-9103

554. Tessitore A, Giordano A, De Micco R, Russo A, Tedeschi G. Sensorimotor connectivity in Parkinson's disease: the role of functional neuroimaging. Front Neurol 2014;5:180.

555. Thacker EL, Chen H, Patel AV, McCullough ML, Calle EE, Thun MJ, Schwarzschild MA, Ascherio A. Recreational physical activity and risk of Parkinson's disease. Mov Disord. 2008 Jan;23(1):69-74.

556. Thaut MH, Kenyon GP, Schauer ML, McIntosh GC. The connection between rhythmicity and brain function. IEEE Eng Med Biol Mag. 1999 Mar-Apr;18(2):101-8.

557. Ticinesi A,, Meschi T,, Lauretani F, Felis G, Franchi F, Pedrolli C, Barichella M, Benati G0, Di Nuzzo S, Ceda GP,, Maggio M,. Nutrition and Inflammation in Older Individuals: Focus on Vitamin D, n-3 Polyunsaturated Fatty Acids and Whey Proteins. Nutrients. 2016 Mar 29;8(4). pii: E186.

558. Toy WA, Petzinger GM, Leyshon BJ, Akopian GK, Walsh JP, Hoffman MV, Vu?kovi? MG, Jakowec MW. Treadmill exercise reverses dendritic spine loss in direct and indirect striatal medium spiny neurons in the 1-methyl-4-phenyl-1,2,3,6-tetrahydropyridine (MPTP) mouse model of Parkinson's disease. Neurobiol Dis. 2014 Mar;63:201-9.

559. Triantafyllou NI, Kararizou E, Angelopoulos E, Tsounis S, Boufidou F, Evangelopoulos ME, Nikolaou C, Vassilopoulos D. The influence of levodopa and the COMT inhibitor on serum vitamin B12 and folate levels in Parkinson's disease patients. Eur Neurol. 2007;58(2):96-9.

560. Triantafyllou NI, Nikolaou C, Boufidou F, Angelopoulos E, Rentzos M, Kararizou E, Evangelopoulos ME, Vassilopoulos D. Folate and vitamin B12 levels in levodopa-treated Parkinson's disease patients: their relationship to clinical manifestations, mood and cognition. Parkinsonism Relat Disord. 2008;14(4):321-5.

561. Tripanichkul W1, Jaroensuppaperch EO. Ameliorating effects of curcumin on 6-OHDA-induced dopaminergic denervation, glial response, and SOD1 reduction in the striatum of hemiparkinsonian mice. Eur Rev Med Pharmacol Sci. 2013 May;17(10):1360-8.

562. Tripanichkul W, Jaroensuppaperch EO. Curcumin protects nigrostriatal dopaminergic neurons and reduces glial activation in 6-hydroxydopamine hemiparkinsonian mice model. Int J Neurosci. 2012 May;122(5):263-70.

563. Tsay SL, Chen ML. Acupressure and quality of sleep in patients with end-stage renal disease: a randomized controlled trial. Int J Nurs Stud 2003; 40:1-7. (a),

564. Tsay SL, Rong JR, Lin PF. Acupoints massage in improving the quality of sleep and quality of life in patients with end-stage renal disease. J Adv Nurs. 2003 Apr;42(2):134-42. (b)

565. Tuomisto T, Hetherington MM, Morris MF, Tuomisto MT, Turjanmaa V, Lappalainen R. Psychological and physiological characteristics of sweet food "addiction". Int J Eat Disord. 1999 Mar;25(2):169-75.

566. Tuon T, Valvassori SS, Dal Pont GC, Paganini CS, Pozzi BG, Luciano TF, Souza PS, Quevedo J, Souza CT, Pinho RA. Physical training prevents depressive symptoms and a decrease in brain-derived neurotrophic factor in Parkinson's disease. Brain Res Bull. 2014 Sep;108:106-12.

567. Tytgat J, Van Boven M, Daenens P. Cannabinoid mimics in chocolate utilized as an argument in court. Int J Legal Med 2000;113(3):137-9.

568. Vaidya AB, Rajagopalan TG, Mankodi NA, Antarkar DS, Tathed PS, Purohit AV, Wadia NH. Treatment of Parkinson's disease with the cowhage plant-Mucuna pruriens Bak. Neurol India 1978; 26:171-176

569. Valkovic P, Benetin J, Blazícek P, Valkovicová L, Gmitterová K, Kukumberg P. Reduced plasma homocysteine levels in levodopa/entacapone treated Parkinson patients. Parkinsonism Relat Disord. 2005 Jun;11(4):253-6.

570. van Dongen M, van Rossum E, Kessels A, Sielhorst H, Knipschild P. Ginkgo for elderly people with dementia and age-associated memory impairment: a randomized clinical trial. J Clin Epidemiol. 2003 Apr;56(4):367-76.

571. Van Kampen JM, Baranowski DB, Shaw CA, Kay DG. Panax ginseng is neuroprotective in a novel progressive model of Parkinson's disease. Exp Gerontol. 2014 Feb;50:95-105.

572. Van Kampen J, Robertson H, Hagg T, Drobitch R. Neuroprotective actions of the ginseng extract G115 in two rodent models of Parkinson's disease. Exp Neurol. 2003 Nov;184(1):521-9.

573. Vazquez I, Aguera-Ortiz LF. Herbal products and serious side effects: a case of ginseng-induced manic episode. Acta Psychiatr Scand 2002 Jan;105(1):76-7; discussion 77-8.

574. Veerendra Kumar MH, Gupta YK. Effect of different extracts of Centella asiatica on cognition and markers of oxidative stress in rats. J Ethnopharmacol. 2002;79(2):253-60.

575. Verdery RB, Ingram DK, Roth GS, Lane MA. Caloric restriction increases HDL2 levels in rhesus monkeys (Macaca mulatta). Am J Physiol. 1997 Oct;273(4 Pt 1):E714-9.

576. Verna R. The history and science of chocolate. Malays J Pathol. 2013 Dec;35(2):111-21.

577. Vernay D, Eschalier A, Durif F, Aumaitre O, Rigal B, Ben Sadoun A, Fialip J, Marty H, Philip E, Bougerolle AM, et al. [Salsolinol, an endogenous molecule. Possible implications in alcoholism, Parkinson's disease and pain]. Encephale 1989 Nov-Dec;15(6):511-6.

578. Vieregge P, von Maravic C, Friedrich HJ. Life-style and dietary factors early and late in Parkinson's disease. Can J Neurol Sci 1992 May;19(2):170-3.

579. Viliani T, Pasquetti P, Magnolfi S, Lunardelli ML, Giorgi C, Serra P, Taiti PG. Effects of physical training on straightening-up processes in patients with Parkinson's disease. Disabil Rehabil 1999; 21:68-73.

580. Villeponteau B, Cockrell R, Feng J. Nutraceutical interventions may delay aging and the age-related diseases. Exp Gerontol 2000 Dec;35(9-10):1405-17.

581. Vilming ST. [Diet therapy in Parkinson disease]. Tidsskr Nor Laegeforen 1995 Apr 20;115(10):1244-7.

582. Virmani A, Pinto L, Binienda Z, Ali S. Food, nutrigenomics, and neurodegeneration-neuroprotection by what you eat! Mol Neurobiol. 2013 Oct;48(2):353-62.

583. Wahl D, Cogger VC, Solon-Biet SM, Waern RV, Gokarn R, Pulpitel T, Cabo R, Mattson MP, Raubenheimer D, Simpson SJ, Le Couteur DG. Nutritional strategies to optimise cogni-tive function in the aging brain. Ageing Res Rev. 2016. pii: S1568-1637(16)30054-X.

584. Wang JY, Yang JY, Wang F, Fu SY, Hou Y, Jiang B, Ma J, Song C, Wu CF. Neuroprotective effect of pseudoginsenoside-f11 on a rat model of Parkinson's disease induced by 6-hydroxydopamine. Evid Based Complement Alternat Med. 2013;2013:152798.

585. Wang Y, Xu H, Fu Q, Ma R, Xiang J. [Resveratrol derived from rhizoma et radix polygoni cuspidati and its liposomal form protect nigral cells of Parkinsonian rats]. [Article in Chinese]. Zhongguo Zhong Yao Za Zhi. 2011 Apr;36(8):1060-6. RESUMEN PUBMED

586. Wang YH, Samoylenko V, Tekwani BL, Khan IA, Miller LS, Chaurasiya ND, Rahman MM, Tripathi LM, Khan SI, Joshi VC,Wigger FT, Muhammad I. Composition, standardization and chemical profiling of Banisteriopsis caapi, a plant for the treatment of neurodegenerative disorders relevant to Parkinson's disease. J Ethnopharmacol. 2010 Apr 21;128(3):662-71.

587. Wang YQ, Wang MY, Fu XR, Peng-Yu, Gao GF, Fan YM, Duan XL, Zhao BL, Chang YZ, Shi ZH. Neuroprotective effects of ginkgetin against neuroinjury in Parkinson's disease model induced by MPTP via chelating iron. Free Radic Res. 2015;49(9):1069-80.

588. Watanabe K. [A case-control study of Parkinson's disease] Nippon Koshu Eisei Zasshi 1994;41:22-33.

589. Weinreb O, Mandel S, Youdim MB. cDNA gene expression profile homology of antioxidants and their antiapoptotic and proapoptotic activities in human neuroblastoma cells. FASEB J. 2003;17:935-7.

590. Weisburger JH. Lifestyle, health and disease prevention: the underlying mechanisms. Eur J Cancer Prev. 2002 Aug;11 Suppl 2:S1-7.

591. Wiley JL. Cannabis: discrimination of "internal bliss"? Pharmacol Biochem Behav 1999;64:257-260.

592. Willems-Giesbergen P. Lack of dopamine and inverse relation between addiction (smoking, alchool consumption)and parkinsonism. AAN 52nd Annual Meeting - San Diego (CA) April 29-May 6, 2000.

593. Willner P, Benton D, Brown E, Cheeta S, Davies G, Morgan J, Morgan M. "Depression" increases "craving" for sweet rewards in animal and human models of depression and craving. Psychopharmacology (Berl). 1998 Apr;136(3):272-83

594. Wilms H, Zecca L, Rosenstiel P, Sievers J, Deuschl G, Lucius R. Inflammation in Parkinson's diseases and other neurodegenerative diseases: cause and therapeutic implications. Curr Pharm Des 2007; 13:1925-8.

595. White HL, Scates PW, Cooper BR. Extracts of Ginkgo biloba leaves inhibit monoamine oxidase. Life Sci. 1996; 58:1315–21

596. Wiklund I Karlberg J Lund BA double-blind comparison of the effect on quality of life of a combination of vital substances including standardized Ginseng G 115 and placebo. Curr Ther Res 1994;55:32-42.

597. WIiklund IK, Mattsson LA, Lindgren R, Limoni C. Effects of a standardized ginseng extract on quality of life and physiological parameters in symptomatic post-menopausal women: a double-blind,placebo-controlled trial. Swedish Alternative Medicine Group. Int J Clin Pharmacol Res 1999; 19:89-99

598. Woelk H, Arnoldt KH, Kieser M, Hoerr R. Ginkgo biloba special extract EGb 761 in generalized anxiety disorder and adjustment disorder with anxious mood: a randomized, double-blind, placebo-controlled trial. J Psychiatr Res. 2007 Sep;41(6):472-80.

599. Wolz M, Kaminsky A, Löhle M, Koch R, Storch A, Reichmann H. Chocolate consumption is increased in Parkinson's disease. Results from a self-questionnaire study. J Neurol. 2009 Mar;256(3):488-92.

600. Wu WR, Zhu XZ. Involvement of monoamine oxidase inhibition in neuro-protective and neurorestorative effects of Ginkgo biloba extract against MPTP-induced nigrostriatal dopaminergic toxicity in C57 mice. Life Sci. 1999; 65(2): 157–64.

601. Wu Z, Smith JV, Paramasivam V, Butko P, Khan I, Cypser JR, Luo Y. Ginkgo biloba extract EGb 761 increases stress resistance and extends life span of Caenorhabditis elegans. Cell Mol Biol (Noisy-le-grand). 2002 Sep;48(6):725-31.

602. Xia X, Cheng G, Pan Y, Xia ZH, Kong LD. Behavioral, neurochemical and neuroendocrine effects of the ethanolic extract from Curcumalonga L. in the mouse forced swimming test. J Ethnopharmacol. 2007 Mar 21;110(2):356-63.

603. Xia X, Pan Y, Zhang WY, Cheng G, Kong LD. Ethanolic extracts from Curcuma longa attenuates behavioral, immune, and neuroendocrine alterations in a rat chronic mild stress model. Biol Pharm Bull. 2006 May;29(5):938-44.

604. Xu CL, Qu R, Zhang J, Li LF, Ma SP. Neuroprotective effects of madecassoside in early stage of Parkinson's disease induced by MPTP in rats. Fitoterapia. 2013 Oct;90:112-8.

605. Yabuki Y, Ohizumi Y, Yokosuka A, Mimaki Y, Fukunaga K. Nobiletin treatment improves motor and cognitive deficits seen in MPTP-inducedParkinson model mice. Neuroscience 2014;259:126-41.

606. Yang J, Song S, Li J2, Liang T3. Neuroprotective effect of curcumin on hippocampal injury in 6-OHDA-induced Parkinson's disease rat. Pathol Res Pract. 2014 Jun;210(6):357-62.

607. Yang J, Wang HP, Zhou L, Xu CF. Effect of dietary fiber on constipation: a meta analysis. World J Gastroenterol. 2012 Dec 28;18(48):7378-83.

608. Yang L, Jin X, Yan J, Jin Y, Yu W, Wu H, Xu S. Prevalence of dementia, cognitive status and associated risk factors among elderly of Zhejiang province, China in 2014. Age Ageing. 2016 May 21. pii: afw088.

609. Yang SF, Wu Q, Sun AS, Huang XN, Shi JS. Protective effect and mechanism of Ginkgo biloba leaf extracts for Parkinson disease induced by 1-methyl-4-phenyl-1,2,3,6-tetrahydropyridine. Acta Pharmacol Sin 2001; 22:1089-1093.

610. Yasui K, Kowa H, Nakaso K, Takeshima T, Nakashima K. Plasma homocysteine and MTHFR C677T genotype in levodopa-treated patients with PD. Neurology 2000 Aug 8;55(3):437-40.

611. Yoritaka A, Kawajiri S, Yamamoto Y, Nakahara T, Ando M, Hashimoto K, Nagase M, Saito Y, Hattori N. Randomized, double-blind, placebo-controlled pilot trial of reduced coenzyme Q10 for Parkinson's disease. Parkinsonism Relat Disord. 2015 Aug;21(8):911-6.

612. Youdim KA, Joseph JA. A possible emerging role of phytochemicals in improving age-related neurological dysfunctions: a multiplicity of effects. Free Radic Biol Med. 2001 Mar 15;30(6):583-94.

613. Youdim MB, Grunblatt E, Levites Y, Maor G, Mandel S. Early and late molecular events in neurodegeneration and neuroprotection in Parkinson's disease MPTP model as assessed by cDNA microarray; the role of iron. Neurotox Res. 2002 Nov-Dec;4(7-8):679-689.

614. Youdim MB, Yehuda S. The neurochemical basis of cognitive deficits induced by brain iron deficiency: involvement of dopamine-opiate system. Cell Mol Biol (Noisy-le-grand). 2000 May;46(3):491-500.

615. Yritia M, Riba J, Ortuno J, Ramirez A, Castillo A, Alfaro Y, de la Torre R, Barbanoj MJ. Determination of N,N-dimethyltryptamine and beta-carboline alkaloids in human plasma following oral administration of Ayahuasca. J Chromatogr B Analyt Technol Biomed Life Sci 2002; 779:271-281.

616. Yu S1, Zheng W, Xin N, Chi ZH, Wang NQ, Nie YX, Feng WY, Wang ZY. Curcumin prevents dopaminergic neuronal death through inhibition of the c-Jun N-terminal kinase pathway. Rejuvenation Res. 2010 Feb;13(1):55-64. doi: 10.1089/rej.2009.0908.

617. Zárate P, Díaz V. Aplicaciones de la musicoterapia en la medicina. Rev Méd Chile 2001; 129:219-233.

618. Zbarsky V, Datla KP, Parkar S, Rai DK, Aruoma OI, Dexter DT. Neuroprotective properties of the natural phenolic antioxidants curcumin and naringenin but not quercetin and fisetin in a 6-OHDA model of Parkinson's disease. Free Radic Res. 2005 Oct;39(10):1119-25.

619. Zhang F, Shi JS, Zhou H, Wilson B, Hong JS, Gao HM. Resveratrol protects dopamine neurons against lipopolysaccharide-induced neurotoxicity through its anti-inflammatory actions. Mol Pharmacol. 2010 Sep;78(3):466-77.

620. Zhang Y, Chen J, Qiu J, Li Y, Wang J, Jiao J. Intakes of fish and polyunsaturated fatty acids and mild-to-severe cognitive impairment risks: a dose-response meta-analysis of 21 cohort studies. Am J Clin Nutr. 2016 Feb;103(2):330-40.

621. Zhang ZX, Anderson DW, Mantel N, Roman GC. Motor-neuron disease in Guam: geographic and familial occurrence 1956-85. Acta Neurol Scand 1996; 94: 51-79.

622. Zheng W, Xiang YQ2, Ng CH3, Ungvari GS4, Chiu HF5, Xiang YT6. Extract of Ginkgo biloba for Tardive Dyskinesia: Meta-analysis of Randomized Controlled Trials. Pharmacopsychiatry. 2016 Mar 15.

623. Zhou H, Beevers CS, Huang S.The targets of curcumin. Curr Drug Targets 2011;12:332-47.

624. Zhou T, Zu G, Wang X, Zhang XG, Li S, Liang ZH, Zhao J. Immunomodulatory and neuroprotective effects of ginsenoside Rg1 in the MPTP(1-methyl-4-phenyl-1,2,3,6-tetrahydropyridine) -induced mouse model of Parkinson's disease. Int Immunopharmacol. 2015 Dec;29(2):334-43.

625. Zhou T, Zu G, Zhang X, Wang X, Li S, Gong X, Liang Z, Zhao J. Neuroprotective effects of ginsenoside Rg1 through the Wnt/?-catenin signaling pathway in both in vivo and in vitro models of Parkinson's disease. Neuropharmacology. 2016 Feb;101:480-9.

626. Zhu BT. On the mechanism of homocysteine pathophysiology and pathogenesis: a unifying hypothesis. Histol Histopathol 2002 Oct;17(4):1283-91.

627. Zigmond MJ, Smeyne RJ. Exercise: Is it a neuroprotective and if so, how does it work? Parkinsonism Relat Disord. 2014 Jan;20 Suppl 1:S123-7.

628. Zoccolella S, dell'Aquila C, Abruzzese G, Antonini A, Bonuccelli U, Canesi M, Cristina S, Marchese R, Pacchetti C, Zagaglia R, Logroscino G, Defazio G,Lamberti P, Livrea P. Hyperhomocysteinemia in levodopa-treated patients with Parkinson's disease dementia. Mov Disord 2009;24:1028-33.

629. Zoccolella S, Lamberti P, Armenise E, de Mari M, Lamberti SV, Mastronardi R, Fraddosio A, Iliceto G, Livrea P. Plasma homocysteine levels in Parkinson's disease: role of antiparkinsonian medications. Parkinsonism Relat Disord 2005 Mar;11:131-3.

630. Zollman, C. et al. (1999). «What is complementary medicine?». ABC of complementary medicine. BMJ 319(7211): 693-6.

631. http://www.msc.es/agemed/csmh/notas/hiperico.asp

632. http://www.naturaldatabase.com

633. http://www.parkinson.org (passim)

634. http://www.parkinson.org/sites/default/files/Estar_en_forma_cuenta.pdf (consultado 23/07/16)

635. http://www.wpda.org/articles/basic_mng/other(non_pharma)/massage.html

636.http://www.bastyr.edu/research/studies/complementary-alternative-medicine-care-parkinsons-disease -cam-care-pd

Tabla de Contenido

FINIS

www.ingramcontent.com/pod-product-compliance
Lightning Source LLC
Chambersburg PA
CBHW070401200326
41518CB00011B/2011